Klimenta

Yoga-Flows & Asanas auf dem Stuhl

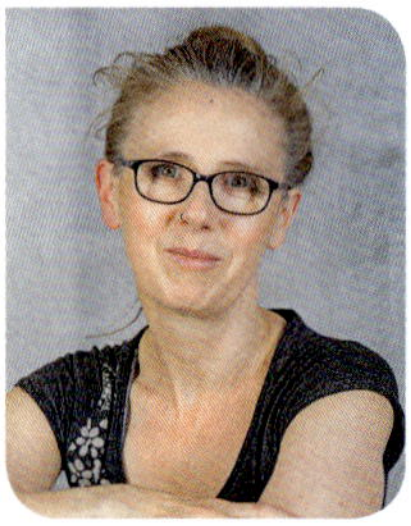

Kerstin Klimenta ist Yogalehrerin, Ideensprudlerin, Poetin, Lebenskünstlerin und Bloggerin. Nach ihrer Yogalehrerausbildung hat sie die unterschiedlichsten Schülergruppen unterrichtet. Eine der ersten war ein Stuhlyoga-Kreis (vgl. Seite 7), der ihr bis heute am Herzen liegt. Denn Yoga kennt kein Alter und kein Handicap und kann unglaublich viel Positives bewirken. Ihren Unterricht auf dem Stuhl gestaltet sie abwechslungsreich und mit kreativen Flows. Sie liebt es, zu experimentieren und immer wieder neue Variationen zu finden, um frischen Schwung in die Stuhlyogapraxis zu bringen. Ihren Blog rund um die Themen Yoga und Achtsamkeit findest du unter: www.so-ham.de

Kerstin Klimenta

Yoga-Flows & Asanas auf dem Stuhl

So effektiv ist Yoga im Sitzen

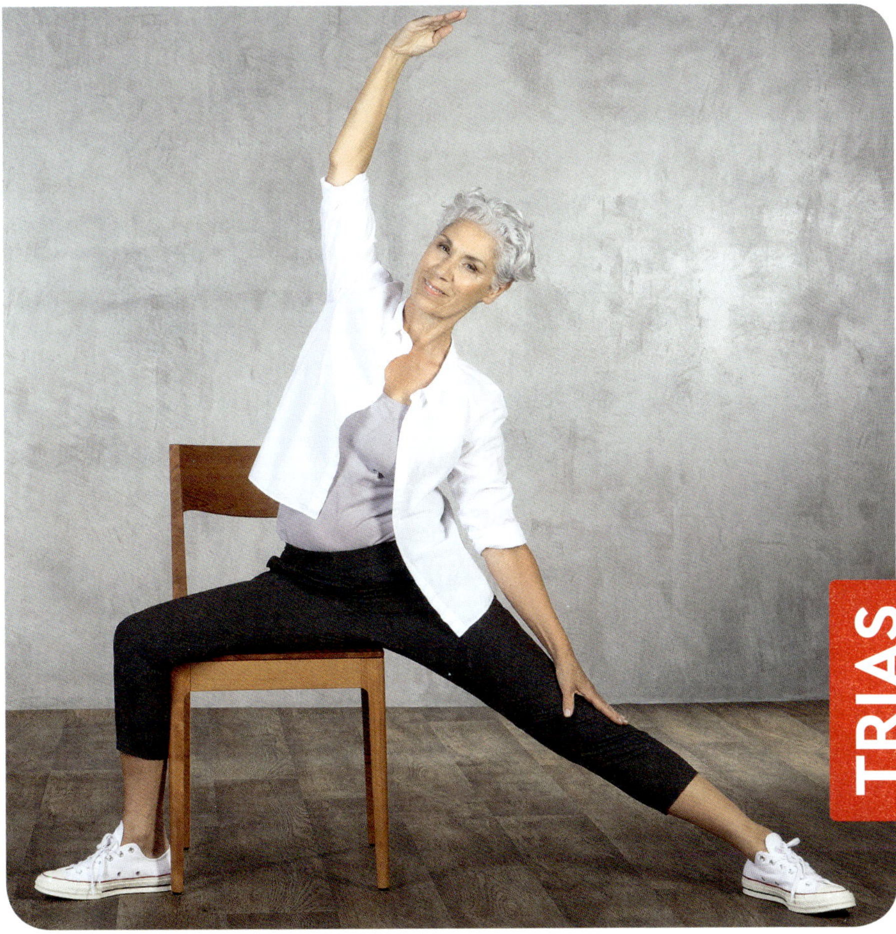

TRIAS

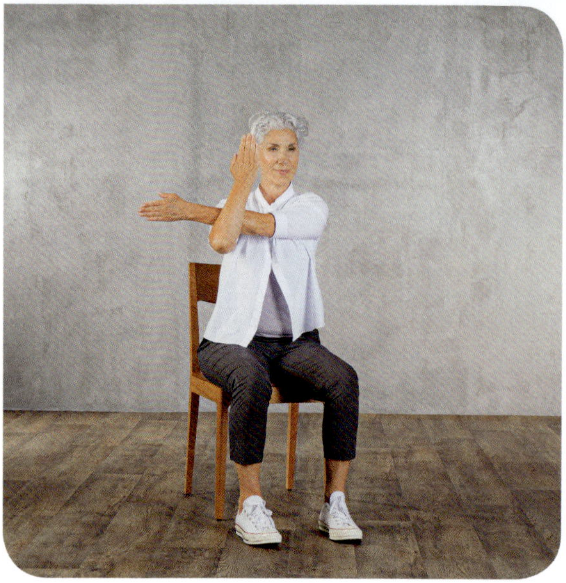

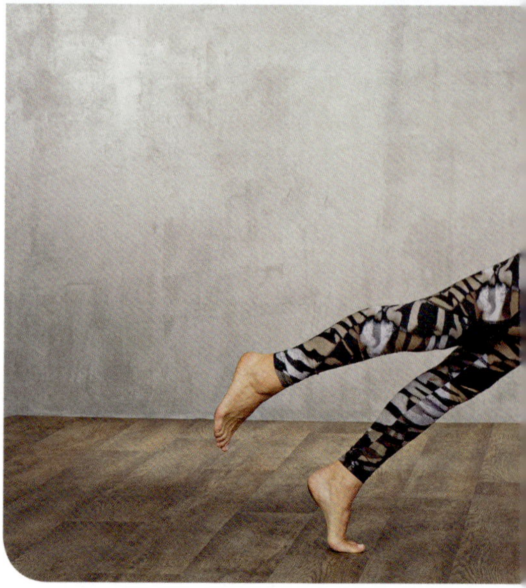

Exkurse

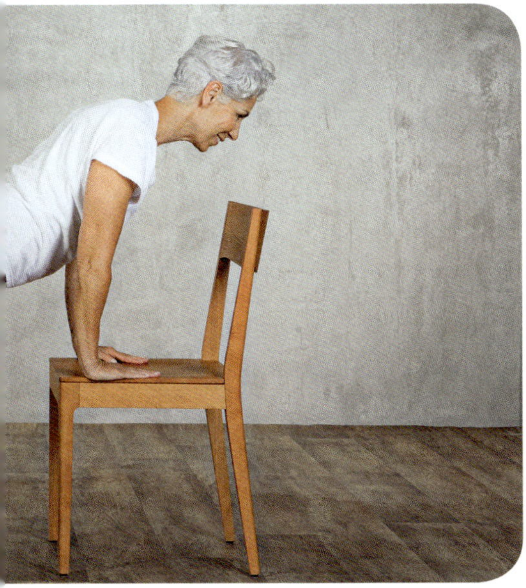

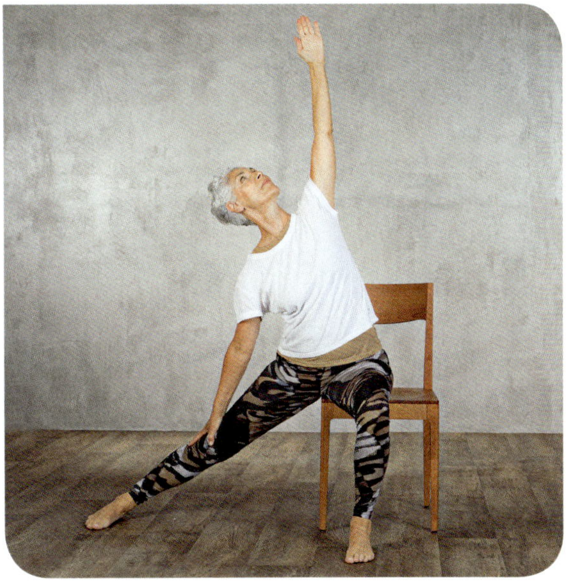

Online-Zusatzmaterial

In diesem Buch gebe ich keine Anleitung, wie du eine Yogastunde von A bis Z gestaltest. Ich habe aber einen kompletten Online-Kurs „Yoga auf und am Stuhl" entwickelt. Die Leser dieses Buches bekommen 20 % Rabatt auf den kompletten Kurs. Informationen zum Online-Angebot findest du auf meinen Webseiten yobil.de und so-ham.de

Auf meinem Blog so-ham.de finden sich überdies viele Anregungen für Interessierte.

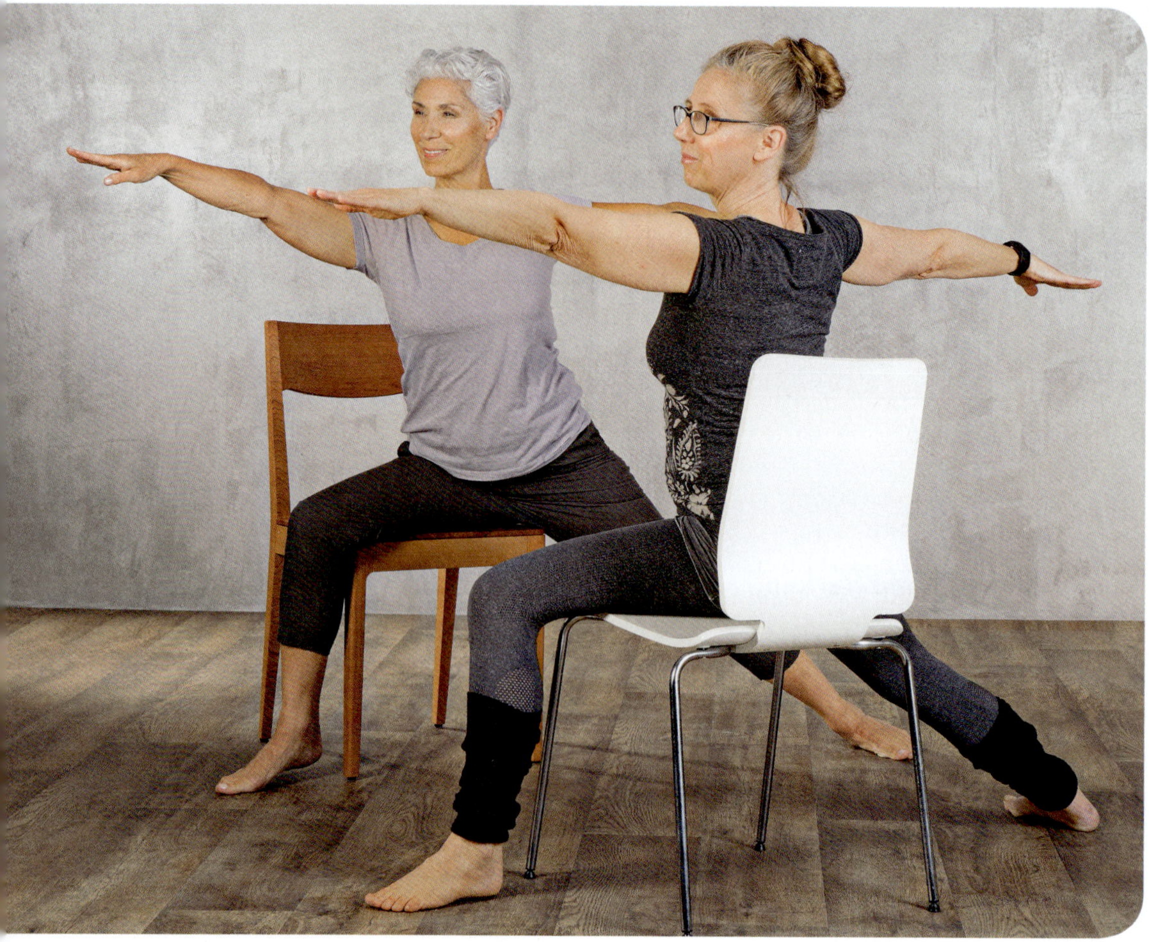

Liebe Leserin, lieber Leser,

mein Stuhlyoga-Kreis gehörte zu den ersten eigenen Gruppen, die ich als Yogalehrerin aufgebaut habe, und er ist mir bis heute eine absolute Herzensangelegenheit. Denn Yoga kennt kein Alter und kein Handicap und kann so viel Positives bewirken! »Jeder Mensch kann Yoga üben, solange er atmet«, so Sri Pattabhi Jois – und genauso ist es!

Inzwischen kann ich jede »normale« Yoga-Stunde auf den Stuhl projizieren – zur Freude meiner »Stuhl-Yogis«. Du wirst sicher auch davon profitieren, denn Yoga im Sitzen eignet sich für (fast) jeden – nicht nur für ältere Menschen oder Menschen mit (vorübergehenden) körperlichen Einschränkungen. Viele von uns arbeiten tagtäglich stundenlang vor dem Computer und eine »aktive Mittagspause« im Sitzen beugt Rücken-, Schulter- und Nackenbeschwerden vor und entspannt gleichzeitig. Ohne großen Aufwand und in Arbeitskleidung ist es einfach und effektiv möglich, Körper und Geist etwas Gutes zu tun. Und wer Lust hat, ordentlich zu schwitzen, kann das auch am und auf dem Stuhl tun ;-).

Du kannst dir aus diesem Buch nach eigenen Vorlieben eine »Auszeit« für dich, deine Gruppe, deine Schüler oder Patienten zusammenstellen – mal kurz, mal lang, mal schnell, mal langsam, mal laut, mal leise, aber immer auf deine ganz eigene Weise!

Ich möchte in diesem Buch einen Fundus an Ideen weitergeben und zum Experimentieren einladen; hoffentlich wirst auch du dich für Stuhlyoga begeistern. Es wäre mir eine große Freude.

Kerstin Klimenta

Was ist Yoga?

»Man kann den Wert von Yoga nicht beschreiben, man muss ihn erfahren.« (B.K.S. Iyengar)

Yoga ist eine aus Indien stammende jahrtausendealte Tradition, Wissenschaft, Philosophie und ein spiritueller Lebensweg. Es gibt uns zahlreiche geistige und körperliche Praktiken an die Hand, mit denen wir unseren Geist reinigen, das Bewusstsein erweitern und Freiheit erlangen können.

Übersetzt bedeutet »Yoga« so viel wie »Einheit«, »Harmonie« oder auch »Vereinigung«. Mit den verschiedensten Übungen aus unterschiedlichen Schriften, Yogawegen und Yogastilen versucht der Yogi, eine harmonische Verbindung von Körper, Geist und Seele zu schaffen. Yoga ist die Erkenntnis, dass wir Teil eines großen Ganzen sind. Es führt uns weg von dem Gefühl der Isolation, Leere und Sinnlosigkeit, im Yoga als Maya (Illusion) bezeichnet, hin zu einem Gefühl der Verbundenheit.

Zahlreiche Anregungen helfen dabei, wieder »Herr« über unseren Geist zu werden. Denn oft verlieren wir uns im Alltag in Gedanken und identifizieren uns mit ihnen, was zu Leid führt. Mithilfe von Yoga kann es gelingen, die Zügel wieder in die Hand zu nehmen, die Gedanken besser zu kontrollieren und sie in eine andere, konstruktive Richtung zu lenken oder sie ganz loszulassen und so inneren Frieden zu finden.

Yoga ist also ein Weg der Selbsterkenntnis. Wir begeben uns auf eine spannende Reise ins Innere mit dem Ziel, Freiheit (Kaivalya) zu erlangen. Es ist ein Weg, der uns weg vom Haben (Äußeres) ins Sein

(Inneres) führt. Auf dem Weg gilt es so manches loszulassen, was die Sicht vernebelt. Im Laufe der Jahre antrainierte Konditionierungen, Glaubenssätze und Verhaltensmuster gilt es aufzuspüren, zu hinterfragen und zu verabschieden.

Yoga ist für alle da

Die Suche nach Sinn ist in den letzten Jahren und Jahrzehnten wieder wichtiger geworden. Die gesellschaftliche Kälte, existenzbedrohliche Probleme wie der Klimawandel und der steigende Leistungsdruck lassen viele Menschen innehalten.

Früher oder später zeigen uns Körper und/oder Geist, dass etwas nicht stimmt, dass uns etwas Wesentliches fehlt, und wir beginnen zu hinterfragen bzw. werden »gezwungen« zu handeln. Es kommen Fragen auf wie: Wer bin ich eigentlich? Woher komme ich und wohin gehe ich? Was ist der Sinn des begrenzten irdischen Daseins?

Oft sind es körperliche Beschwerden, die uns zum Yoga führen. Oder aber der hohe Stresspegel, der dafür sorgt, dass wir mental gar nicht mehr abschalten können.

Obwohl Yoga heute wirklich in aller Munde ist, gibt es immer noch Klischees. Manche Menschen halten die reinen Körperübungen, die Asanas, schon für das ganze Yoga, andere wiederum denken an weltfremde Menschen, die auf einem Kissen sitzend »Om« singen. Der eine probiert Yoga nicht aus, weil er Bilder der jungen Yoginis im Kopf hat, die heute viele Zeitschriften zieren und sich unglaublich verbiegen, der Nächste meint, dass Yoga langweilig und kein Sport ist.

Das ist sehr schade, denn Yoga ist tatsächlich für alle da. Und nicht nur das: Yoga holt uns genau da ab, wo wir gerade stehen. Sind es körperliche Beschwerden, dann setzt Yoga hier an. Ist es ein hoher Stresspegel und ein nicht enden wollender Gedankenstrom, dann hat Yoga hierfür ebenfalls wundervolle Übungen.

Bei der heutigen Vielfalt kann sich jeder heraussuchen, was zu den eigenen Bedürfnissen passt. Und dann kommt oft eines zum anderen und die ganzheitliche Wirkung kann sich entfalten. Alles im eigenen Tempo, zu seiner Zeit und ohne Druck.

Yoga ist einfach ein wundervoller ganzheitlicher Weg der Befreiung und Selbstermächtigung. Mit Yoga gelingt es immer mehr, das Leben zu leben, selbst zu machen, statt gemacht zu werden.

Egal, welche Gründe dich zum Yoga geführt haben: Schön, dass du da bist! Und da Yoga zu einem Prozent aus Theorie und zu 99 Prozent aus Praxis besteht (Patthabi Jois), fangen wir direkt an!

Wie funktioniert dieses Buch?

Wie du das Yoga auf dem Stuhl betreibst, liegt ganz bei dir. Du kannst dir aus den einzelnen Kapiteln eine für dich stimmige Yogapraxis zusammenstellen.

Wie geht das jetzt genau mit dem Yoga, fragst du dich vielleicht? Wie lange, mit welchen Übungen, auf welche Weise? Hier gibt es erfreulicherweise kein Richtig oder Falsch.

Ich persönlich lasse meine Teilnehmer in einer Anfangssammlung »ankommen« und stimme auf die Stunde ein. Die Praxis beginne ich mit einem Warm-up und Übungen für Schultern und Nacken. Danach folgen – je nach Zielsetzung und Gruppe – Flow-Variationen, zwischendurch halten wir einzelne Positionen oder Dehnungen auch etwas länger. Manchmal mache ich auch eine klassische Hatha- oder Yin-Yogastunde, d. h., alle Asanas (Übungen) werden länger (eine bis drei Minuten) gehalten.

Ich versuche immer, eine möglichst ausgewogene Praxis anzubieten, d. h., wir arbeiten uns durch alle Asanagruppen und Bereiche, so dass alle Körperregionen angesprochen werden. Natürlich gibt es auch Stunden mit besonderen thematischen oder physischen Schwerpunkten.

Asana – was heißt das?

Als »Asana« werden die Körperstellungen im Hatha Yoga bezeichnet. Asana kommt von der Wurzel »as« und kann auch mit »sitzen« übersetzt werden. Ursprünglich war mit Asana der Lotussitz als stabile Basis für die Meditation gemeint.

Je nach Schwerpunkt und auch Tageszeit baue ich verschiedene Atemübungen mit ein. In den Morgenstunden sind es die eher energetisierenden Techniken wie Kapalabhati und in den Abendstunden bevorzuge ich harmonisierende Techniken wie Brahmari oder auch Nadi Shodhana. Ujjayi oder die Bauchatmung eignen sich zu jeder Zeit.

Das heißt aber noch lange nicht, dass du es genauso machen musst. Fange irgendwo an und probiere aus. Die Dauer der Praxis und die Übungen müssen für dich passen; wofür auch immer du dich entscheidest, es muss sich für dich richtig und gut anfühlen.

Oft hat man nicht jeden Tag die Zeit und die Muße für eine lange und ausgewogene Yogapraxis. Passe die Praxis an deinen Alltag an. Wenn du beispielsweise unter Nackenverspannungen leidest, beginne mit den Übungen, die dir dabei helfen, die Verspannungen zu lösen; wenn du Stress reduzieren möchtest, konzentriere dich auf Atem- und Entspannungsübungen.

Stuhlyoga eignet sich auch besonders gut für eine aktive Mittagspause im Büro und für zwischendurch. Es hilft, den Körper sanft zu bewegen und die bei vielen Menschen verspannte Schulter- und Nackenpartie wieder zu lockern und nach Entspannungsübungen wieder frisch und erholt ans Werk zu gehen.

Dynamisch oder statisch?

Du kannst die Asanas auf zwei Arten praktizieren: dynamisch oder statisch.

Dynamisch bedeutet, dass du die Posen mit deinem Atem verbindest und von der einen in die andere Stellung »überfließt«. Du bringst Atem und Bewegung in Einklang. Das wirkt wie eine Meditation in Bewegung und bringt den Geist zur Ruhe. Ganz nebenbei kommt der Körper gut in Schwung, Muskeln und Flexibilität werden gestärkt. Neben dem Sonnengruß stelle ich in diesem Buch mehrere große und kleine Flowvarianten vor.

Statisch heißt, jede Asana wird eine bis drei Minuten lang gehalten. So können die positiven Wirkungen der einzelnen Asanas sich besser entfalten und mit etwas Übung entspannen sich Körper und Geist in die Haltung hinein. Du kannst natürlich auch statische und dynamische Übungen miteinander kombinieren.

Das »Yoga-Buffet«

Stelle dir Yoga einfach wie ein riesiges Buffet vor – du probierst in aller Ruhe das eine und dann das andere aus und spürst in dich hinein, wie es dir und deinem Körper »schmeckt«. Beachte deine körperlichen Grenzen. Wenn es nicht sofort klappt, übe dich in Geduld. Wenn du regelmäßig praktizierst, wird es dir nach einer Weile leichter fallen.

Nicht jede Yogahaltung ist für jeden geeignet! Wenn etwas anatomisch nicht machbar scheint oder du besondere Beschwerden oder körperliche Einschränkungen hast, dann kläre bitte vorher mit deinem Arzt oder Orthopäden ab, welche Grenzen du beachten musst und ob es Asanas gibt, die du keinesfalls machen darfst, oder übe im Beisein eines erfahrenen Yogalehrenden.

Schaue dir jetzt noch die 10 Tipps für deine Praxis an und dann kannst du im Grunde nichts falsch machen. Lasse dich auf diese Reise ein. Nichts wie ran an das reichhaltige Yoga-Buffet. Ich bin mir sicher, du wirst fündig werden.

Das benötigst du

Schön am Yoga ist, dass du fast nichts brauchst außer dir selbst und einen einigermaßen ruhigen Ort.

Der Stuhl

Für das Yoga im Sitzen brauchst du zusätzlich einen passenden Stuhl, am besten einen ohne Armlehnen. Es gibt spezielle Yogastühle, aber die sind nicht unbedingt nötig. Wichtig ist, dass der Stuhl stabil und nicht zu groß/zu klein ist. Wenn der Boden glatt ist und du auch Übungen am Stuhl machen möchtest, stelle ihn auf eine rutschfeste Matte.

Die richtige Sitzposition

Wenn du mittig auf dem Stuhl sitzt, sollten Knie und Hüfte im rechten Winkel zueinander und die Unterschenkel senkrecht stehen (Seite 15). Wenn die Sitzfläche zu hoch bzw. die Stuhlbeine zu lang sind, stell dir etwas unter die Füße.

Weitere Hilfsmittel

Wenn du deine Praxis/deinen Unterricht variieren möchtest, gibt es verschiedenste Übungen mit Hilfsmitteln. In diesem Buch stelle ich einige Übungen mit einem Yogagurt bzw. mit Yogablöcken vor. Einige Übungen sind nur mit dem Gurt durchführbar, bei anderen hast du die Wahl, ob du den Gurt/Block einsetzen möchtest. Diese beiden Hilfsmittel gehören zur Grundausstattung eines Yogis und helfen, bestimmte Haltungen korrekter und damit effektiver auszuführen und bestimmte Positionen auch länger zu halten.

Wenn du gerade erst anfängst und die Bewegungen absolut neu für dich sind, kannst du durch den Einsatz dieser Hilfsmittel ungemütliche und vor allem auch ungesunde Fehlhaltungen und Verrenkungen vermeiden.

Wenn du keinen Gurt hast, tut es auch ein weicher, nicht dehnbarer Gürtel, und statt des Yogablocks kannst du auch ein paar dicke Bücher zu Hilfe nehmen.

10 Tipps für deine Yogapraxis

1. Nicht mit vollem Magen! Iss gut zwei Stunden vor der Praxis nichts mehr, und übertreibe es bei der letzten Mahlzeit vor der Praxis nicht, da in vielen Übungen die Bauchorgane massiert werden und das mit vollem Magen zu Unwohlsein führen kann.
2. Respektiere die Grenzen deines Körpers und achte auf deine Sicherheit! Wähle nur das aus dem Yoga-Buffet, was dir auch wirklich gut bekommt.
3. Wenn du dir unsicher bist oder du gar Schmerzen hast, frage einen erfahrenen Yogalehrenden oder auch einen Arzt um Rat.
4. Für alle »asymmetrischen« Übungen wie Drehungen, Dehnungen, Seitbeugen, Kriegerpositionen etc. gilt: Immer beide Seiten üben!
5. Achte bei einer Hypermobilität der Gelenke darauf, dass du eine Überstreckung vermeidest, indem du die Gelenke leicht gebeugt lässt.
6. Achte auf deinen Atem! Der Atem ist immer ein wundervoller Gradmesser. Wenn die Haltung/der Flow zu fordernd ist, wird es schwierig, den Atem tief und entspannt durch dich hindurchfließen zu lassen. Dann heißt es: lieber einen Gang runterschalten – mach einfachere Asanas und steigere dich langsam. Versuche während der Praxis immer wieder, dich auf deinen Atem zu konzentrieren.
7. Yoga ist kein Wettbewerb. Es geht nicht darum, etwas besonders »gut« zu können und ein Ziel zu erreichen. Übe jenseits des »Höher, schneller, weiter« und genieße ganz einfach den Weg.
8. Und auf diesem Weg tust du dir etwas richtig Gutes, wenn du dich nicht mit anderen oder auch mit deiner eigenen »Leistung« vergleichst. Es ist nicht ganz leicht, aber versuche, möglich wertfrei zu praktizieren. Wahrnehmen, ohne zu werten: eine hohe Kunst, die zu einem wohltuenden inneren Frieden führt.
9. Bewahre dir den sogenannten »Anfängergeist«. Gehe immer wieder neugierig, ohne Vorbehalte und jegliche Erwartungen in deine Yogapraxis hinein, so als wäre es das erste Mal. Einfach spüren und abwarten, was passiert.
10. Vielleicht braucht es eine Weile, bis die Yogapraxis zur Routine wird. Egal, womit du anfängst, es braucht etwas Zeit. Ich bin mir sicher, dass du sie schon ganz bald nicht mehr missen möchtest, deine ganz individuelle Yogapraxis.

Ankommen und die Stunde beginnen

Es kann losgehen – und wie so oft im Leben kommt es auf einen guten Start an.

Es gibt viele Möglichkeiten, eine Stunde zu beginnen – egal ob auf dem Stuhl oder auf der Matte. Mir persönlich ist das »Ankommen« sehr wichtig. Sich einen Moment Zeit zu nehmen, um zur Ruhe zu kommen, stimmt auf das Kommende ein. Aus der Ruhe und Zentrierung heraus ist auch die Asana-Praxis viel effektiver.

Ich beginne gerne damit, »den inneren Zeugen« zu aktivieren, aber es gibt viele verschiedenen Möglichkeiten, sich für einen Augenblick zu sammeln. Im Exkurs »Entspannungsübungen« stelle ich ein paar davon vor. Probiere aus und wähle eine Übung, die dir zusagt.

Anfangssammlung »Der innere Zeuge«

Nimm dir einen Augenblick, um eine für dich angenehme Position auf deinem Stuhl zu finden. Richte dich so ein, dass du aufrecht und doch bequem sitzt. Lasse deine Sitzbeinhöcker schwer werden. Lege die Hände ganz locker – entweder mit dem Handrücken oder den Handflächen – auf die Oberschenkel. Ziehe tief durch die Nase einatmend die Schultern noch einmal hoch zu den Ohren und lasse ausatmend auf »haaaaa« alles los und schließe sanft die Augen. Du kannst beim Einatmen auch die Arme heben (siehe Bild) und bei der Ausatmung senken.

Komme in aller Ruhe hier an – an diesem Ort und in deiner Yogapraxis.

Nimm wahr, wie es dir heute geht. Beobachte die Gedanken, die dir vielleicht noch durch den Kopf gehen. Nimm wahr, wie du dich gerade fühlst, spüre in deinen Körper hinein und nimm wahr, wie er sich gerade anfühlt. Ganz egal, was auch immer sich jetzt in deinem Bewusstsein zeigen mag – versuche, nicht zu bewerten, nicht zu urteilen. Beobachte einfach nur.

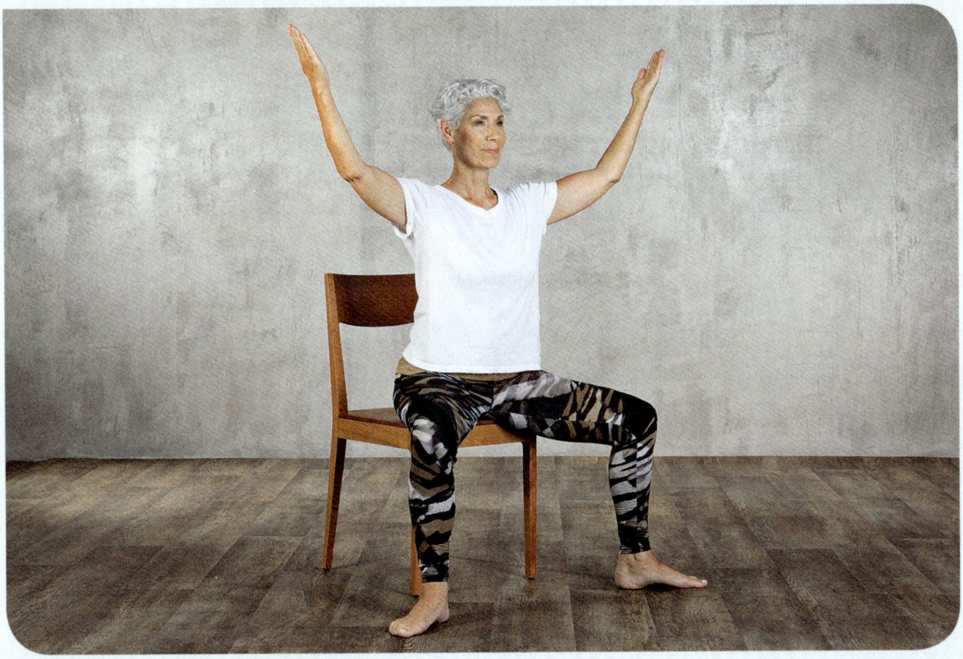

Nimm dich aus dem Geschehen heraus und bleibe Zeuge dessen, was auf der Leinwand deines Bewusstseins auftaucht, was hier eine kurze oder auch etwas längere Weile präsent ist und was dann irgendwann auch wieder geht. Ruhig und entspannt nimmst du wahr, wie die Bilder in Form von Gedanken, Gefühlen, Körperempfindungen und Sinneswahrnehmungen kommen und gehen.

Dann erlaube dir, diese Bilder allmählich langsamer werden zu lassen und sie zwischendurch vielleicht auch ganz loszulassen; dabei hilft dir dein Atem.

Komme mit deiner ganzen Aufmerksamkeit zum Atem und nimm wahr, wie er durch die Nasenlöcher vorbei an deinen Naseninnenwänden in den Körper einströmt und wie er ihn auf diesem Wege auch wieder verlässt.

Beeinflusse den Atem erstmal nicht. Lasse ihn jetzt so kommen und so gehen, wie er gerade kommen und gehen möchte – ganz natürlich. Und du folgst ihm einfach nur, von Moment zu Moment, von Atemzug zu Atemzug, fließt einfach mit deinem Atem mit und bist so ganz automatisch immer HIER – im gegenwärtigen Augenblick.

Wenn du das Gefühl hast, dass dein Atem noch etwas flach oder unruhig ist, beginne ihn allmählich so zu vertiefen, dass du eine für dich stimmige, tiefe und gleichmäßige Ein- und Ausatmung durch die Nase findest. Gerne kannst du auch den Ujjayi-Atem etablieren.

Nimm die Ruhe wahr, die durch die tiefe Verbindung mit dem Atem einkehrt.

Und aus dieser Ruhe heraus beginne dann die Asana-Praxis.

Die Atemübungen (Pranayama)

Im Yoga spielt der Atem eine große Rolle, weshalb wir uns, bevor wir an die Übungen gehen, eingehender mit ihm beschäftigen.

Grundsätzlich wird im Yoga durch die Nase ein- und ausgeatmet, und zwar in der Regel möglichst tief und gleichmäßig. Es gibt verschiedenste Atemtechniken, die in die Yogapraxis eingebaut werden können. Da sich unzählige Bücher ausschließlich mit diesem Thema beschäftigen, gehe ich hier nur kurz auf die wichtigsten Atemtechniken ein.

Ganz wichtig: Lass dich nicht unter Druck setzen! Ich habe festgestellt, dass Atemübungen vielen Menschen nicht leichtfallen und sie dadurch irritiert sind und teilweise auch abgelenkt werden. Daher vertrete ich die Meinung: Hauptsache, erstmal irgendwie bewusst atmen, sogar wenn es gegen den Rhythmus der Ansage ist! Jeder hat einen anderen Atemrhythmus. Eine Vertiefung stellt sich irgendwann von allein ein. Ich versuche in jeder Stunde, den Teilnehmern die Möglichkeit zu geben, zwischendurch in ihrem eigenen Rhythmus zu fließen. Und auch bei den einzelnen Atemübungen ist es sinnvoll, dass jede/-r die Übungen im eigenen Tempo und Rhythmus macht.

Die Bauchatmung

Zu Beginn solltest du überhaupt erstmal ein Gefühl für den Atem bekommen und die Bauchatmung etablieren. Am besten legst du hierfür die Hände auf den Bauch und atmest so tief ein, dass du spüren kannst, wie sich deine Bauchdecke wölbt. Mit der Ausatmung zieht der Nabel sanft wieder in Richtung Wirbelsäule.

Um in einen gleichmäßigen Ein- und Ausatemrhythmus zu kommen, kannst du die Atemzüge anfangs gerne zählen. Einatmen, zwei, drei, vier, ... Ausatmen, zwei, drei, vier ... So bekommst du schnell ein Gefühl dafür. Wenn du mit deiner vollen Aufmerksamkeit beim Atem bist, vertieft er sich von ganz allein.

Ujjayi – die siegreiche Atmung

In einigen Yogatraditionen atmen die Yogis während der Praxis im Ujjayi. Das heißt übersetzt so viel wie »siegreich«.

Im Ujjayi wird der Atem hörbar. Durch das Verengen der Stimmritze im Bereich des Kehlkopfes entsteht ein Geräusch, welches an das Rauschen des Meeres erinnert. Der Mund bleibt geschlossen. Man könnte es etwas unromantischer auch als »Schnarchlaut« bezeichnen. Die Technik braucht etwas Übung, und es empfiehlt sich, sie sich praktisch von einem Lehrer zeigen zu lassen.

Das Rauschen – laut oder leise – bewirkt, dass wir tiefer, gleichmäßiger und feiner atmen und so die Verbindung zum Atem intensiviert wird. Durch diese Konzentration auf den Atem kommt unser Geist noch besser zur Ruhe. An der Oberfläche unseres »Gedankengewässers« wird es still(er).

Die Ujjayi-Atmung eignet sich prima, um in stressigen Situationen einen »kühlen Kopf« zu bewahren. Aber auch in der Asana-Praxis ist die Ujjayi-Atmung ein wunderbarer Begleiter, vor allem, wenn es mal etwas anstrengender wird. Denn Ujjayi hilft, den Fokus weg von der körperlichen Anstrengung hin zu all den positiven Wirkungen zu lenken, die eine Asana auf unseren Körper und unseren Geist hat. Wir können uns besser konzentrieren, haben mehr Energie und Kraft und sind in der Lage, eine Asana, die uns herausfordert, länger und vor allem leichter zu halten.

Sitali und Sitkari – die »kühlende« Atmung

Sitali ist eine wunderbar erfrischende und gleichzeitig beruhigende Atemtechnik, die ich gerne in den Sommermonaten und auch vor aufwühlenden Situationen praktiziere.

Finde hierfür eine angenehme und aufrechte Sitzposition und schließe, wenn du magst, die Augen. Strecke dann deine Zunge leicht heraus und rolle sie so, dass deine Zungenmitte unten ist und die seitlichen Zungenränder nach oben zeigen.

Dann atme langsam und tief über die Zunge ein. Lasse dabei einen Zischlaut entstehen und stelle dir vor, wie du kühlende, klärende und beruhigende Energie durch Körper und Geist fließen lässt.

Spüre, wie diese Energie dich voll und ganz erfüllt. Halte den Atem kurz an, senke leicht den Blick und atme tief durch die Nase wieder aus.

Wiederhole das einige Male, lasse anschließend den Atem natürlich durch dich durchfließen und spüre nach.

Variation Sitkari: Wer die Zunge nicht längs rollen kann – das ist einfach genetisch bedingt –, der spitzt die Lippen und atmet ebenfalls zischend durch den Mund ein. Die Zunge liegt unterhalb der kleinen Öffnung. Stelle dir vor, du saugst die Luft durch einen kleinen Strohhalm ein. Der Rest wird, wie oben beschrieben, praktiziert.

Diese Atemübung ist eine wundervolle Erfrischung für Zwischendurch. Besonders an heißen Tagen, wenn man gerade nicht im kühlen Nass abtauchen kann, gibt sie neuen Schwung. Darüber hinaus ist sie auch sehr beruhigend und hilft dabei, Stress abzubauen und sich in Gleichmut zu üben.

Nadi Shodhana – die Wechselatmung

Eine sehr wirkungsvolle Atemtechnik ist »Nadi Shodhana– die Wechselatmung. Sie reinigt die Nadis (Energiekanäle) und beruhigt den Geist.

So geht's: Öffne deine rechte Hand und lege den Zeige- und den Mittelfinger in die Handfläche zurück. Mit dem Daumen hältst du im Laufe der Übung das rechte Nasenloch zu, Ringfinger und kleiner Finger verschließen das linke Nasenloch. Die Nasenflügel werden mit den Fingerkuppen verschlossen.

Wähle einen aufrechten Sitz. Lege die linke Hand mit dem Handrücken auf den linken Oberschenkel und nimm, wenn du magst, die Kuppen von Daumen und Zeigefinger im Gyan-Mudra (Seite 56) aneinander.

Atme einige Male langsam und vollständig ein und aus.

Beginne die Wechselatmung links. Du atmest zuerst durch das linke Nasenloch langsam und lautlos ein und verschließt gleichzeitig mit dem Daumen das rechte Nasenloch. Am Ende der Einatmung schließt du beide Nasenlöcher, hältst den Atem kurz und öffnest dann das rechte Nasenloch, um vollständig auszuatmen. Dann atmest du rechts ein, verschließt beide Nasenlöcher, hältst den Atem wieder einen Augenblick an und öffnest dann das linke Nasenloch, um hier vollständig auszuatmen. Das wiederhole mindestens zehn bis fünfzehn Atemzüge lang. Wenn du ein Gefühl für die Wechselatmung entwickelt hast und sie dir guttut, dann praktiziere sie ruhig 5 bis 20 Minuten.

Es wird oft empfohlen, im Rhythmus von 1:4:2 zu atmen. Das heißt, du atmest eine Sekunde lang ein, hältst den Atem 4 Sekunden an und atmest zwei Sekunden lang aus. Steigere dich dann gemäß diesem Tempo. Die nächste Stufe wäre 2:8:4, 3:12:6 oder 4:16:8 usw. Aber auch hier heißt es: ausprobieren. Es gibt unterschiedliche Atemtypen und du solltest dich dabei wohlfühlen. Wenn dir dieser Rhythmus nicht liegt, finde einfach deinen eigenen.

Die Wechselatmung ist eine tolle Übung vor dem Schlafengehen und um sich innerlich auszugleichen. Sie hilft, den Geist zu beruhigen, die Energien zu harmonisieren und inneren Frieden zu finden.

Brahmari – das Bienensummen

Diese Atemtechnik hat ihren Namen von einer indischen Bienenart, weil beim Ausatmen ein summender Ton erzeugt wird.

Komme in einen bequemen und aufrechten Sitz und lausche einen Augenblick dem Geräusch deines Atems. Fahre fort, ruhig und tief zu atmen, aber versuche, im Ujjayi (Schnarchlaut) einzuatmen und wie eine Biene summend auszuatmen. Wenn natürliche Atempausen entstehen, lasse sie zu. Achte bei der Ausführung der Übung darauf, dass du den Mund geschlossen hältst.

Und um das Summen und Vibrieren noch intensiver wahrzunehmen, kannst du mit dem Yoni-Mudra (Seite 56) die Sinne »verschließen«: Lege hierfür die Daumen auf die Gehöreingänge und die anderen Finger liegen sanft auf deinem Gesicht: Die Zeigefinger ruhen auf der Stirn, die Mittelfinger auf den geschlossenen Augen, die Ringfinger an den Nasenflügeln, und die kleinen Finger an den Mundwinkeln. Durch das Zurückziehen der Sinne wird diese Atemtechnik besonders effektiv. Beende die Übung, wenn du merkst, dass deine Arme schwer werden, und spüre noch eine Weile mit geschlossenen Augen nach.

Brahmari wirkt sich beruhigend auf deinen Geist aus und lässt dich nach emotionaler Anspannung zur Ruhe kommen. Die Konzentrations- und Gedächtnisleistung wird verbessert und das Selbstvertrauen gestärkt. Durch die beruhigende Wirkung wird der Blutdruck gesenkt. Außerdem kann eine regelmäßige Brahmari-Praxis deine Stimme verbessern und Kopfschmerzen/Migräne lindern.

Kapalabhati – die Schnellatmung

Bei dieser Atemtechnik liegt der Fokus auf der Ausatmung. Wörtlich bedeutet sie »den Schädel zum Leuchten bringen«. Die Atmung befreit den Kopf und macht wach, daher am besten direkt morgens nach dem Aufstehen und vor dem Meditieren üben. Du atmest stoßweise und fest durch die Nase aus und ziehst dabei den Nabel nach innen, die Einatmung erfolgt passiv und von allein. Das erinnert ein wenig an einen Blasebalg.

In der Regel atmet man drei Runden mit 20, 40 und zum Schluss 60 Atemzügen Kapalabhati, wobei die Anzahl der Atemzüge auch gesteigert werden kann. In einigen Yogatraditionen gibt es auch noch intensivere Formen von Kapalabhati.

Diese Atemtechnik hilft dabei, einen klaren Kopf zu bekommen, die Lungen sowie die Nasennebenhöhlen zu reinigen und den Sauerstoffgehalt im Blut zu erhöhen. Statt eines Kaffees also ruhig eine Runde richtig fest atmen!

Wichtig: Kapalabhati ist auch gleichzeitig eine Reinigungstechnik und sehr intensiv. Du solltest vorher nichts gegessen haben. Schwangere oder Menschen mit Bluthochdruck sollten auf Kapalabhati verzichten. Und: Fange langsam an und steigere dich dann allmählich.

Kreuzatmung

Die Kreuzatmung hilft dabei, sich zu zentrieren. Setze dich dafür wieder aufrecht hin und stelle dir vor, dass du durch den Scheitel bis zum Herzen einatmest und durch den Beckenboden oder die Füße wieder aus. Dann durch den Beckenboden/die Füße wieder einatmen, den Atem bis zum Herzen schicken und anschließend über beide Seiten ausatmen. Dann über die Seiten bis zum Herzen wieder ein und über den Scheitelpunkt wieder aus. Du zentrierst dich im Herzen. Atme so ein paar Runden, bis du dich wieder fokussiert fühlst.

Die Übungen

Nun geht es an die Übungen selbst. Ich wünsche dir viel Spaß beim Entdecken und Ausprobieren.

Hier erkläre ich vorab die verschiedenen Übungsgruppen. Mit der Griffleiste auf den Übungsseiten findest du schnell die richtigen Abschnitte im Übungsteil.

Warm-up

Nach der Anfangssammlung solltest du deinen Körper liebevoll aufwärmen und auf die Asana-Praxis vorbereiten. Stelle dir dein persönliches Programm aus der kleinen Übungsauswahl zusammen.

Yoga für die Handgelenke

Die Handgelenke auf die Yogapraxis vorzubereiten, ist besonders dann sinnvoll, wenn viele Stützhaltungen praktiziert werden. Das hält sich beim Stuhl-Yoga natürlich in Grenzen, wobei ich auch einige Übungen vorstelle, für die starke Handgelenke von Vorteil sind. Aber auch für alle, die viel am Computer sitzen und mit der Maus arbeiten, ist es sinnvoll, sich zwischendurch um die Hände und Handgelenke zu kümmern.

Übungen für Schultern und Nacken

Es gibt viele tolle Übungen, die helfen, Schulter- und Nackenverspannungen zu lösen bzw. ihnen vorzubeugen. In fast jeder Yogastunde kalkuliere ich mindestens 10 Minuten für diesen sensiblen Bereich ein, da viele Menschen aufgrund ihrer sitzenden Tätigkeit Probleme damit haben. Wenn du dazugehörst, dann solltest du regelmäßig – am besten täglich – eine kleine Einheit für Schulter und Nacken machen. Das geht auch wunderbar in der Mittagspause!

Der Sonnengruß auf dem Stuhl

Der Sonnengruß – Surya Namaskara – ist eine Abfolge von Yogahaltungen, die fließend aufeinander folgen. Es gibt verschiedenste Variationen des Sonnengrußes. Einige Yoga-Traditionen haben strenge Abfolgen, andere Traditionen sind offener und variieren mehr.

Den Sonnengruß auf dem Stuhl zu praktizieren, heißt natürlich, ihn entsprechend abzuwandeln. Ich habe für mich eine Basisvariante entwickelt, die ich aber immer wieder – je nach Gruppe und Motivation der Teilnehmer – etwas variiere. Der Sonnengruß kann beliebig oft wiederholt werden. Du kannst ihn natürlich abwandeln oder verschiedene Übungen aus diesem Buch mit einbauen. Der Sonnengruß wird in der Regel fließend praktiziert, aber natürlich kann auch mal ein Durchgang eingebaut werden, bei dem die eine oder andere Position ein paar Atemzüge gehalten wird.

Drehhaltungen/Twists

Drehhaltungen, auch Twists genannt, werden viele positive Wirkungen auf körperlicher und mentaler Ebene zugeschrieben. Es sind Rotationsbewegungen, die aus einer Drehung um die eigene Achse und um die Wirbelsäule entstehen. Die Drehung um die Wirbelsäule, die dabei möglichst gestreckt sein sollte, erfolgt aus dem Bereich der Brustwirbelsäule – das Becken dreht nicht mit.

Twists werden immer zu beiden Seiten geübt. Sie wirkend stressreduzierend und harmonisierend auf Körper und Geist. Die Verdauungsorgane (Leber, Niere) werden in Drehhaltungen wunderbar massiert und gekräftigt, was die Entgiftung des Körpers anregt. Daher stehen Twists auch beim sogenannten »Detox-Yoga« im Mittelpunkt. Sanfte Drehungen helfen dabei, Verspannungen der Rücken- und Schultermuskulatur sowie kleine Blockaden in der Wirbelsäule zu lösen. Der Körper gewinnt an Flexibilität. Twists helfen auch dabei, geistig flexibel zu bleiben und den Blick zu wechseln. Die innerliche Flexibilität sorgt dafür, dass wir leichter Stabilität, Ruhe und Klarheit finden.

Natürlich ist die Auswahl an Drehhaltungen auf dem Stuhl etwas eingeschränkter, aber es gibt immer noch viele Möglichkeiten. Die hier vorgestellten Asanas kannst du später auch in einen Yogaflow auf dem Stuhl einbauen.

Übungen für die Körpermitte

Übungen für die Körpermitte kräftigen die gesamte Rumpfmuskulatur. Zu dieser Region gehören der gerade Bauchmuskel, die inneren und äußeren schrägen Bauchmuskeln und der Rückenstrecker. Nach oben begrenzt das Zwerchfell die Rumpfmuskulatur, nach unten der Beckenboden. Dieser Bereich stellt die zentrale Verbindung zwischen der oberen und der unteren Körperhälfte dar und ist für eine gute Stabilität von Wirbelsäule und Becken verantwortlich.

Rückenprobleme gehören zu den Zivilisationskrankheiten. Sie werden u. a. durch Bewegungsmangel, falsche bzw. einseitige Bewegung, Übergewicht oder auch Stress ausgelöst. Dadurch verspannen oder verkürzen sich die Muskeln, was sich in Form von Rückenschmerzen bemerkbar machen kann. Wer unter Schmerzen im unteren Rücken leidet, sollte Rücken- und Rumpfmuskulatur schonend stärken. Auch auf dem Stuhl gibt es viele Möglichkeiten, die Region rund um den Nabel sanft zu aktivieren und zu kräftigen. Eine »starke Mitte« verhilft überdies nicht nur zu körperlicher Stabilität, sondern auch zu mehr Ausgeglichenheit und innerer Balance.

Vorbeugen

Den Vorbeugen wird im Yoga in vielerlei Hinsicht eine besonders wirkungsvolle Kraft zugeschrieben. Regelmäßig praktiziert, helfen sie dabei, uns im Alltag zu stärken und innere Einkehr zu finden.

Auf den ersten Blick wirken die Vorbeugen eher etwas zurückhaltend und beinahe langweilig. Für viele Menschen ist es heute aber alles andere als einfach, sich einfach einmal richtig »hängen« zu lassen und dabei noch mit den Händen an den Boden zu kommen oder sitzend die Füße zu greifen oder gar bei durchge-

Praktiziere Vorbeugen mit Bedacht

Vorsicht bei akuten Bandscheibenvorfällen, starken Kopfschmerzen oder stark erhöhtem Blutdruck! Wenn du hier betroffen bist, solltest du keine Vorbeugen üben. Wenn dein Blutdruck eher niedrig ist, kann dir bei zu schnellem »Auftauchen« schnell schwindelig werde. Komme daher immer langsam und mit Bedacht aus einer lang gehaltenen Vorbeuge heraus. Es ist prinzipiell wichtig, auf den Körper zu hören. Gehe immer nur so weit, wie es sich noch gut anfühlt.

streckten Beinen mit der Nasenspitze die Knie zu berühren.

Das liegt daran, dass wir uns heutzutage nicht mehr genug, sehr einseitig oder schlichtweg falsch bewegen. Da wir viel auf Stühlen sitzen und uns kaum noch für etwas krumm machen, verkürzen sich die Muskeln und Sehnen und eine Verbeugung wird zur Qual. Diesem Dilemma können wir vorbeugen, und zwar mit Vorbeugen ;-).

Vorbeugen wirken sich auf den gesamten Rücken aus, was bei einer Verkürzung oder Verkrümmung der Lendenwirbelgegend ausgleichend wirken kann. Durch Vorbeugen entsteht Raum zwischen den Wirbeln und sie helfen der Wirbelsäule dabei, zurück in ihre natürliche Form zu finden. Der Bauchraum wird bei einer tiefen Vorbeuge komprimiert, wodurch die Organe im Bauch angeregt werden. Das hilft, die Verdauung zu harmonisieren und Abwehrkräfte anzuregen. Die Beinrückseiten und die Gesäßmuskeln werden gedehnt, was sich – besonders bei Menschen, die einer überwiegend sitzenden Tätigkeit nachgehen – sehr wohltuend anfühlen kann. Wer unter starken Rückenschmerzen leidet, sollte insbesondere die sitzende Vorbeuge regelmäßig praktizieren und – wenn möglich – auch länger halten.

Mental werden in Vorbeugen Geduld und Hingabe geübt und die Fähigkeit loszulassen wird gestärkt. Denn gerade in Vorbeugen kommen wir mit Ungeduld, Kampf und übertriebenem Ehrgeiz nicht weiter. Nur durch das Annehmen und Loslassen sinken wir tiefer in die Beuge.

Rückbeugen

Rückbeugen werden im Yoga auch als Herzöffner bezeichnet. Bei diesen Haltungen wird die Brustwirbelsäule nach hinten gestreckt, der Brustkorb wird geweitet und der Lungen- und Herzbereich gedehnt. Gleichzeitig wird die Rückenmuskulatur gestärkt und die Körpervorderseite gedehnt. Rückbeugen helfen, die Brustwirbelsäule beweglicher und den Rumpf geschmeidiger zu machen.

Im Gegensatz zu den Vorbeugen wird das Verdauungssystem nun gestreckt und auch das kann bei Verdauungsschwierigkeiten oder auch Sodbrennen hilfreich sein. Durch die intensive Dehnung wird bei regelmäßigem Üben von Rückbeugen der Atem vertieft, und die Qualität des Atems nimmt zu. Das gibt positive Energie und verbessert die Konzentration.

Auf körperlicher Ebene wirken Rückbeugen Verspannungen im Rücken entgegen und öffnen den Brustraum. Sie verhelfen uns also zu einer guten Haltung. Emotional fühlen wir uns durch die »Herzöffnung« freier. Sie hebt die Grundstimmung.

Einige Rückbeugen erfordern allerdings auch etwas Mut, weil wir uns öffnen müssen, ohne zu wissen, was kommt. Daher heißt es auch, dass wir durch das Praktizieren herzöffnender Asanas mit Vertrauen beschenkt werden.

Die Bewegungen in Rückbeugen entstehen in den Brustwirbeln. Damit hier nicht ein Hohlkreuz forciert wird, ist es wichtig, Rückbeugen gut aufzubauen und vor allem, sich langsam zu steigern. Was gerne vergessen wird: Für einen starken und gesunden Rücken braucht man eine starke Mitte und eine stabile Basis. Die Basis oder auch »Erdung« initiieren wir über die Füße. Auch im Sitzen ist es wichtig, die Auflagefläche deines Fußes zu spüren. Hebe einmal alle Zehen an und gib sie nacheinander von der kleinen bis zur großen Zehe wieder in den Boden. Dann spüre die Auflagepunkte deines Fußes und versuche, das Gewicht gleichmäßig auf diese Punkte zu verteilen.

Ich spreche immer gerne davon, sich durch die Erdung mit den Fußsohlen noch etwas Energie (die, die gerade gebraucht wird), aus der Erde zu ziehen und damit von unten nach oben zu wachsen. Weiterhin sollten für Rückbeugen zum Schutz des Rückens Mula Bandha und Uddhiyana Bandha (Seite 72) aktiv sein.

Ziehe das Steißbein etwas nach unten und bringe damit mehr Raum und Länge in den unteren Rücken. Der große Pomuskel darf zwar leicht aktiviert sein, du solltest die Pobacken aber nicht krampfhaft zueinanderziehen.

Die Rückbeugen, die wir auf oder am Stuhl praktizieren, sind eher sanft und von daher auch super für Einsteiger geeignet.

Kriegerpositionen und Dreieck

Es gibt im Yoga drei klassische sogenannte Kriegerpositionen und viele Modifizierungen. Die »Krieger« gehören eigentlich zu den Standhaltungen, aber auch im Sitzen fördern sie Stärke und Stabilität. Die Positionen kräftigen, mobilisieren, erden und bewegen dich. Ich mag sie besonders gerne, da sie eine unglaubliche Vielfalt von Variationen bieten

Vorsicht bei starken Rückenproblemen

Wenn du häufiger Rückenschmerzen hast, solltest du erstmal nur sanfte Rückbeugen üben und niemals in Kombination mit einer Drehhaltung. Die Übungen sollten dann auch nicht zu lange gehalten, sondern lieber mehrfach wiederholt werden. Achte auf deinen Körper und frage gegebenenfalls deinen Arzt.

und man sie hervorragend miteinander kombinieren kann. Wer intuitiv durch die Kriegerpositionen tanzt, kommt so durch beinahe alle Asana-Gruppen. In diesem Buch erkläre ich die Positionen einzeln und gebe dir auch ein paar Flowmöglichkeiten an die Hand.

Das Dreieck gehört ebenfalls zu den Grundpositionen im Yoga und hat vielfältige positive Wirkungen. Durch die dreifache Winkelhaltung werden hier im übertragenen Sinne die drei Komponenten »Körper, Geist und Seele« miteinander vereint. In der sitzenden Variante müssen wir natürlich ein paar Kompromisse machen, dennoch ist auch die sitzenden Alternative sehr wirkungsvoll.

Stützhaltungen am Stuhl

Stützhaltungen stärken auf physischer Ebene die Arm-, Schulter-, Rücken-, Bauch- und Beinmuskulatur, aktivieren den ganzen Körper und unsere Leidenschaft. Sie erfordern neben Kraft und Konzentration auch eine gute Portion Mut. Auch auf dem Stuhl ist es möglich, die eine oder andere Stützhaltung zu praktizieren. Gerade dann, wenn der Körper geschwächt ist, kannst du so schonend an deiner Kräftigung arbeiten. Überdies schulst du deine Balance durch viele dieser Übungen.

Nicht alle der in diesem Kapitel vorgestellten Übungen sind für jeden geeignet. Wenn du aber gesundheitlich fit bist, deine Handgelenke intakt sind und du hier und da eine kleine Herausforderung suchst, dann bringen diese Übungen ganz sicher Schwung, Spaß und Abwechslung in deine Praxis.

Stützhaltungen am Stuhl sind zudem wesentlich schonender für die Handgelenke und auch weniger anstrengend als dieselben Übungen am Boden. Sprich: Auch in der »normalen« Praxis empfiehlt es sich, bei der einen oder anderen Übung einfach mal den Stuhl als Hilfsmittel zu nehmen.

Standhaltungen am Stuhl

Stuhlyoga heißt nicht, dass wir alles nur im Sitzen machen dürfen. Geht es darum, das Gleichgewicht zu verbessern, sind Übungen im Stand am Stuhl eine gute Alternative und eine schöne Abwechslung. Gerade für ältere Menschen ist die Sicherheit, sich notfalls festhalten zu können, eine große Hilfe. Aber auch für jüngere Menschen mit Gleichgewichtsstörungen oder anderen Handicaps kann der Stuhl Sicherheit vermitteln. Und wer ihn nicht braucht, lässt ihn weg.

Standhaltungen kräftigen die Muskulatur und verbessern die Durchblutung der Füße und Beine. Sie geben uns und unserem Leben eine gute Portion Erdung. Sie helfen uns, Stabilität zu finden und mit beiden Beinen fest im Leben zu stehen.

Darüber hinaus stärken sie den Gleichgewichtssinn, fördern Mut und schulen unsere Geduld. Durch die notwendige Konzentration kommt der Geist zur Ruhe. Sie helfen uns dabei, uns auch in unruhigen Zeiten nicht zu entwurzeln.

In diesem Abschnitt zeige ich als Erstes einige Release-Übungen am Stuhl, die der Lockerung dienen und helfen, Stress abzubauen und emotionalen Ballast abzuwerfen. Diese Release-Übungen können auch im Sitzen durchgeführt und jederzeit in die Praxis eingebaut werden. Dann folgen eine Reihe von Stand- und Balancehaltungen, die dein Gleichgewicht schulen und Abwechslung in die Praxis bringen.

Cool-down und Shavasana

Ich liebe es, die Yogapraxis mit ein paar (sanften) Dehnübungen ausklingen zu lassen und mich so auf Shavasana, die Entspannungshaltung, vorzubereiten. Selbstverständlich kannst du hier auch ein paar der Übungen aus dem Abschnitt »Warm-up« machen.

Entspannungsübungen

Diese Übungen kannst du zum Einstieg oder Ausklang deiner Yogapraxis praktizieren oder einfach mal zwischendurch, wenn du merkst, dass du zur Ruhe kommen solltest.

Yogaflows auf dem Stuhl

Wenn du mehr Abwechslung in deine Yogapraxis bringen möchtest, dann spiele mit den Alternativen und kombiniere Übungen miteinander. Einige Flows werden bereits in den vorhergehenden Abschnitten vorgestellt – hier gibt es noch ein paar zusammenhängende längere Abfolgen:

»Die acht Bewegungsrichtungen der Wirbelsäule« (Sanskrit: Ashta Karana) mobilisieren und bewegen deine Wirbelsäule sanft und ausgewogen in ihre acht Grundrichtungen und sind zudem rücken- und knieschonend.

Der »Mondgruß« (Chandra namaskar) ist eine dynamische Übungsfolge für innere Ruhe und zur Steigerung unserer Kreativität sowie der Intuition. Der Mond stärkt unser Bewusstsein, inneren Frieden und Ruhe. Er richtet sich an unsere eigenen Bedürfnisse und hilft uns dabei, Ausgleich und Tiefenentspannung zu entwickeln.

Und die »Tanzenden Krieger« machen einfach Spaß, dehnen dich gut durch und fördern das Selbstvertrauen.

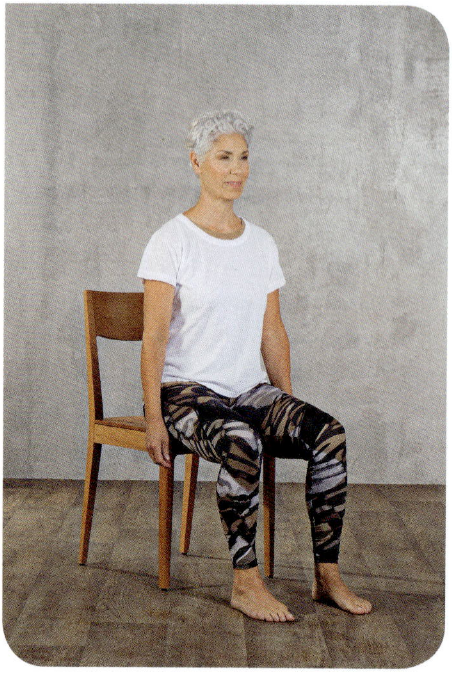

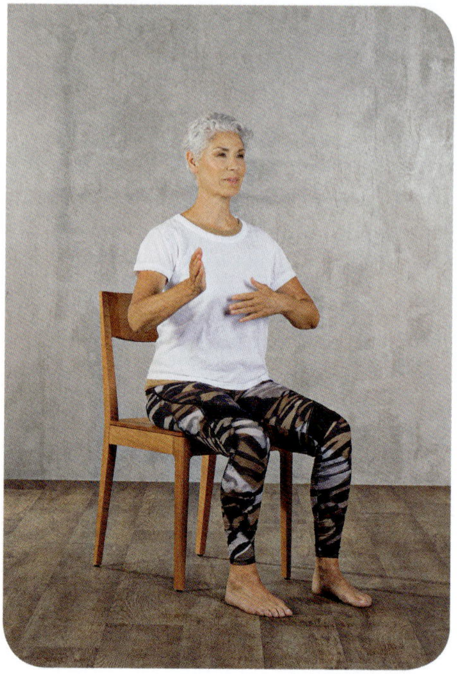

Schultern entspannen

Ziehe die Schultern in Richtung Ohren hoch, halte sie kurz und lasse auf »haaaa« alles los. Wiederhole das einige Male. Diese Übung kannst du auch gerne kurz vor der Anfangsentspannung machen, um so – sinnbildlich – den Alltag loszulassen.

Ausschütteln

Als Nächstes schüttelst oder klopfst du im Sitzen oder Stehen den ganzen Körper aus. Das weckt auf und gleichzeitig schüttelst du ab, was dich belastet, einengt und dir nicht guttut.

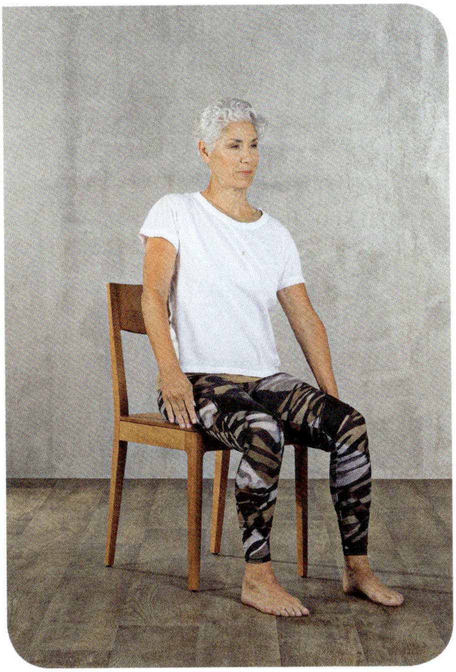

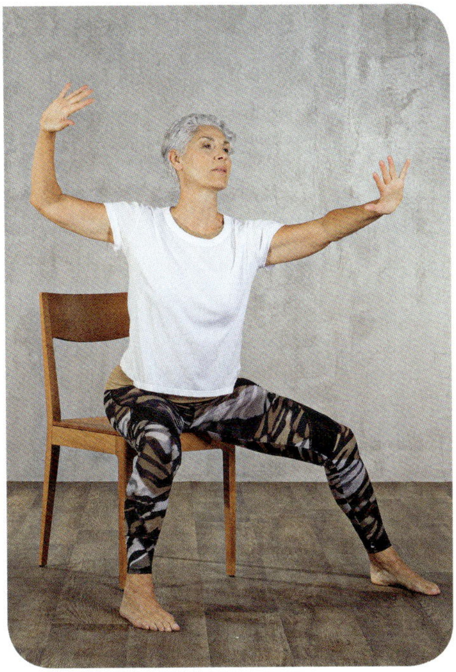

Schulterwippe

Um die Schultern sanft zu mobilisieren und auf intensivere Übungen vorzubereiten, lass sie vor und zurück kreisen, gerne auch entgegengesetzt. Du kannst auch die Arme mitnehmen – das intensiviert die Übung.

Spinnennetz

Stelle dir ein Spinnennetz vor. Du stehst mittendrin und möchtest einfach nur raus. Ziehe deine Hände in alle möglichen Richtungen entgegengesetzt auseinander, so als wolltest du dich aus dem Netz befreien. Dabei wird der Körper in alle erdenklichen Richtungen gedehnt. Befreie dich hier sinnbildlich aus dem »Netz aktueller Belastungen« und genieße den neuen Freiraum.

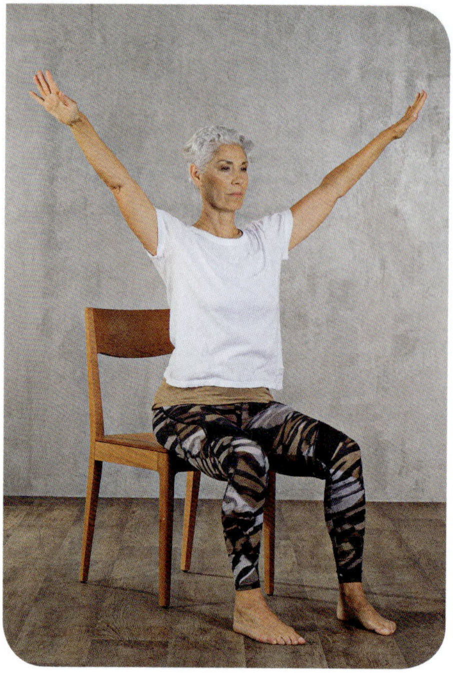

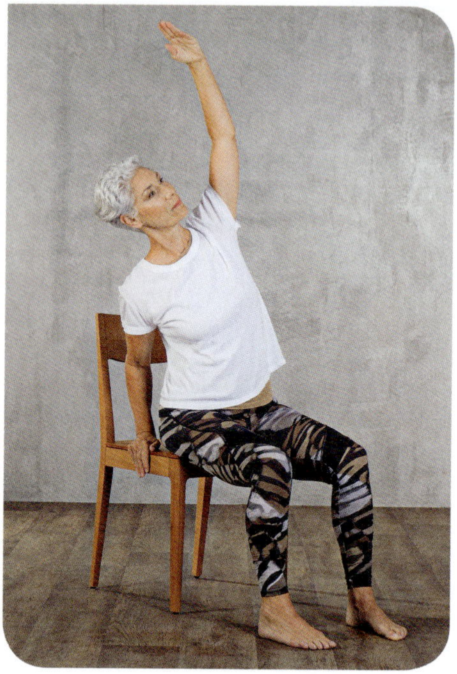

Schwingende Arme

Die Arme hängen locker neben dem Körper. Führe mit der Einatmung die Arme über die Seite nach oben. Mit der Ausatmung bringst du oben deine Handrücken aneinander und lässt die Arme dann denselben Weg zurück nehmen.

Wiederhole das einige Male im Wechsel. Du kannst dir dabei einen leichten Widerstand vorstellen, in etwa so, als bewegtest du die Arme durch Wasser.

Seitliche Flankendehnung

Du sitzt auf dem Stuhl und die Arme hängen wieder locker neben dem Körper. Mit der Einatmung lässt du nur den linken Arm nach oben kreisen und ziehst ihn mit der Ausatmung hinüber auf die rechte Seite. Du kannst die rechte Hand auch auf dem Sitz abstützen, wenn sich das besser anfühlt.

Federe eine Weile oder halte die Übung ein paar Atemzüge und wechsele dann die Seiten.

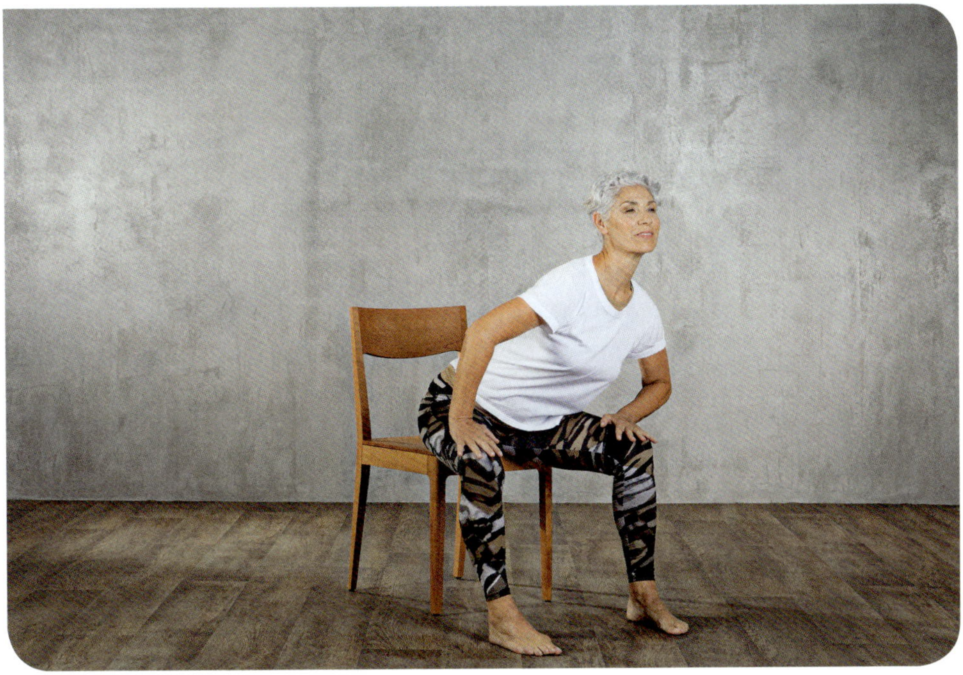

Sufi-Kreise

Setze dich aufrecht hin und lege die Hände auf die Knie. Dann beginne, deinen Oberkörper in weiten Kreisen zu bewegen. Mit der Einatmung kreist du nach vorne, mit der Ausatmung nach hinten. Kreise so mit dem Oberkörper erst in die eine und dann in die andere Richtung. Versuche, dich aus dem Becken heraus zu bewegen.

Du kannst den Atem hier auch gerne einfach fließen lassen, wenn es für dich angenehmer ist.

Durch diese Übung werden Rückenmuskulatur und Wirbelsäule gelockert und sie hilft beim Loslassen. Wiederhole die Übung, solange sie guttut.

Variante: Hebe die Arme mit der Einatmung Richtung Himmel, verschränke die Finger ineinander und dehne die Handflächen zum Himmel auf. Und dann stelle dir vor, dass du einen Hula-Hoop-Reifen locker aus dem Becken oder der Hüfte heraus schwingst, erst in die eine, dann in die andere Richtung. Wenn es mit aufgedehnten Handflächen zu anstrengend ist, bringe einfach nur die Handflächen aneinander.

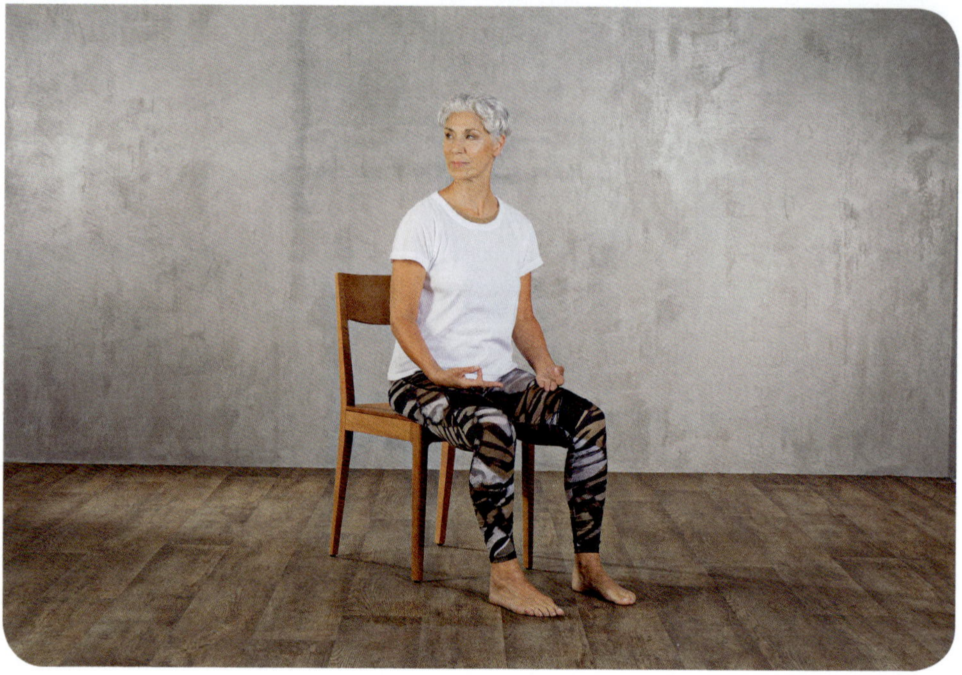

Blickmeditation

Die Blickmeditation ist hervorragend geeignet, den Nacken sanft zu dehnen und dabei Atem und Bewegung in Einklang zu bringen.

Einatmen: Du sitzt aufrecht, dein Kopf ist gerade, dein Blick geht geradeaus (Ausgangsposition).
Ausatmen: Kopf und Blick zur linken Seite neigen.
Einatmen: Zurück zur Mitte.
Ausatmen: Kopf und Blick zur rechten Seite neigen.
Einatmen: Zurück zur Mitte.
Ausatmen: Kopf und Blick nach oben.
Einatmen: Zurück zur Mitte.
Ausatmen: Kopf und Blick nach unten.
Einatmen: Zurück zur Mitte.

Die Blickwinkel können auch variieren, z. B. schräg nach rechts/links oben/unten – je nachdem, wo sich die Nackendehnung gut anfühlt. Achte darauf, dass du den Kopf nur so weit in die jeweilige Richtung drehst, wie es dir guttut. Drei Durchgänge ist eine gute Wiederholungszahl.

Die Blickmeditation ist eine schöne Einzelübung für die Mittagspause. Sie entspannt Geist und Nacken. Versuche, deinen Geist nicht abschweifen zu lassen.

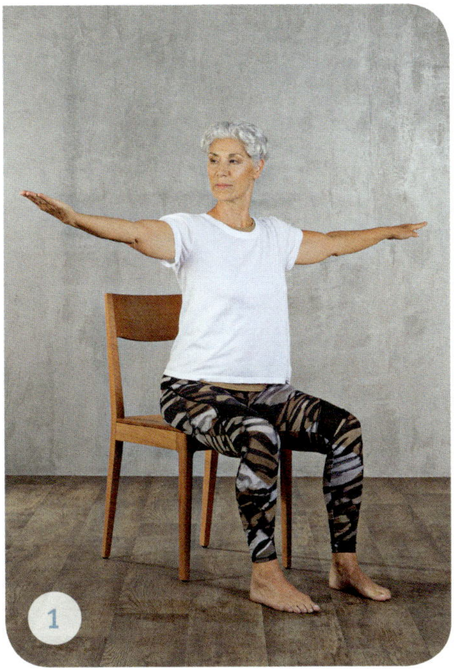

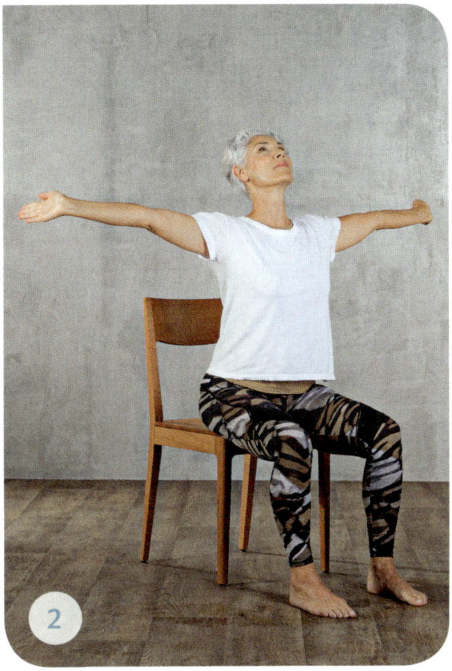

Blickmeditation mit ausgestreckten Armen

Für diese Alternative der Blickmeditation bleiben die Arme die ganze Zeit seitlich auf Schulterhöhe ausgestreckt. In der »neutralen« Position – wenn der Kopf in der Mitte und der Blick nach vorne gerichtet ist – zeigen die Daumen nach oben und die Handflächen nach vorne. Sobald sich der Kopf in der Ausatmung zur Seite dreht, drehst du die Hände so, dass die Handfläche, zu der der Blick geht, nach oben und die andere nach unten zeigt (1). Mit jeder Einatmung kommst du in die neutrale Position zurück. Wenn der Blick nach oben geht, drehst du gleichzeitig die Handflächen nach außen (Fingerspitzen nach hinten) (2); wenn er nach unten geht, drehst du die Handflächen nach innen (und die Fingerspitzen nach vorne). Wiederhole bis zu dreimal pro Richtung.

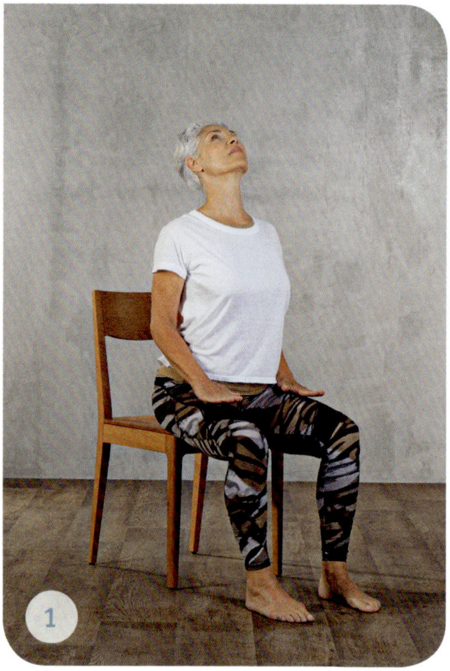
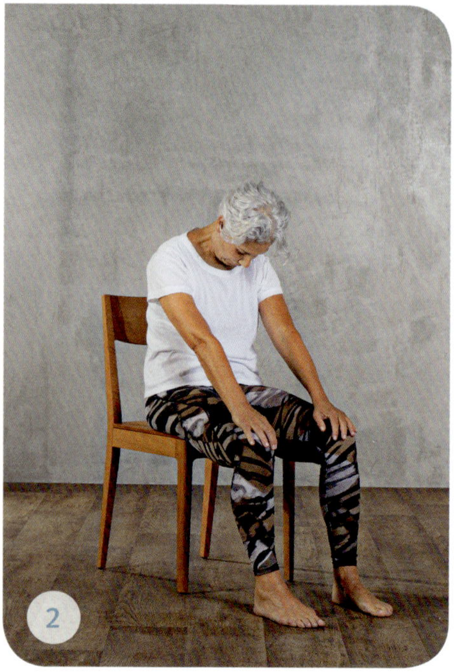

Kuh und Katze im Sitzen

Die Hände liegen mit den Handflächen auf deinen Oberschenkeln. Mit der Einatmung ziehst du die Hände zum Körper und versuchst, die Ellenbogen möglichst weit nach hinten zu ziehen (1). Es entsteht ein kleines Hohlkreuz (Kuh). Den Kopf legst du leicht in den Nacken und richtest den Blick zur Decke. Mit der Ausatmung schiebst du die Hände nach vorne auf deine Knie, rundest den Rücken und ziehst dein Kinn Richtung Brustbein (Katze) (2). Diesen kleinen Flow führst du einige Atemzüge im Wechsel durch.

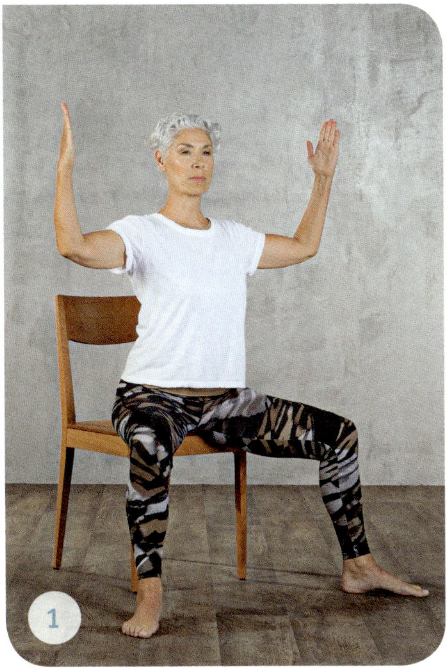

1

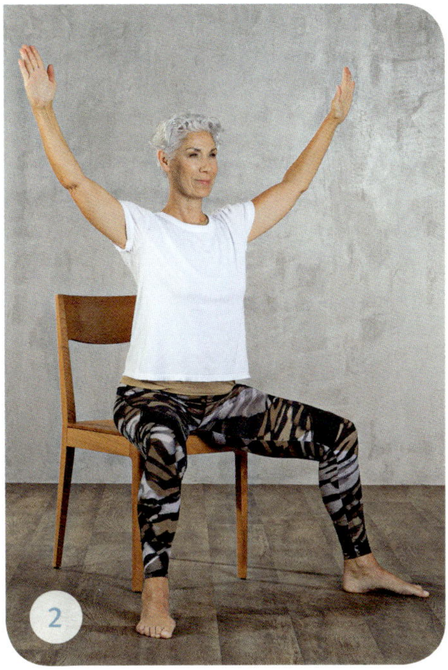

2

Göttin und Stern

Für die Göttin setzt du dich wieder mittig und aufrecht auf deinen Stuhl. Die Beine sind gegrätscht und die Arme angewinkelt. Deine Oberarme sind – wenn möglich – parallel zu den Oberschenkeln (1).

Wenn du die Arme streckst, kommst du in den Stern (2). Wiederhole das einige Male: Einatmend winkelst du die Arme für die Göttin an und ausatmend streckst du sie für den Stern.

Augenyoga

Die Augen gehören zu den am stärksten beanspruchten Körperpartien. Selten tun wir etwas für ihre Entspannung oder auch zur Stärkung der Sehmuskeln.

Diese Übungen helfen, die Augen zu entspannen und die Sehkraft zu erhalten oder sogar zu verbessern. Sie eignen sich prima für den Anfang der Stunde. Auch im Büro kannst du ein, zwei Augenübungen in deine Yoga-Mittagspause einbauen.

Palmieren

Diese Übung entspannt die Augen schnell und effektiv. Achte auf eine aufrechte und entspannte Position. Reibe dann deine Handflächen aneinander, bis Wärme entsteht, und lege die warmen Handflächen locker auf deine Augen, möglichst ohne dabei die Augenlider zu berühren bzw. zu starken Druck auf die Augen auszuüben. Lasse für ein paar Atemzüge die wohltuende Wärme einfließen. Wiederhole diese Übung gerne einige Male. Immer dann, wenn du merkst, dass die Augen müde werden, sorgt das Palmieren für ein wenig Entspannung.

Tratak

Eine klassische Übung zur Reinigung der Augen und Förderung der Konzentration und Sehkraft. Fixiere eine Kerzenflamme aus einer Entfernung von einem bis fünf Metern. Schon eine Minute kann ausreichen; manche machen das eine halbe Stunde, aber das muss gar nicht sein. Schließe dann die Augen und beobachte das Nachbild. Anfänglich wird das Auge schnell brennen. Daher langsam anfangen und die Übung ggf. mehrfach wiederholen.

Starren und Blinzeln

Diese Übung hilft, den natürlichen Tränenfluss anzuregen. Wer oft trockene und gereizte Augen hat, sollte sie täglich praktizieren.

Schaue für eine Weile auf irgendeinen Punkt im Raum, ohne zu blinzeln. Die Augen sollten so lange wie möglich geöffnet sein. Anschließend blinzelst du mindestens zehnmal schnell hintereinander. Diese Übung kannst du mehrmals wiederholen und danach bewusst gähnen.

Richtungswechsel und Augen kreisen

Diese Übungen kräftigen die Augenmuskulatur und sind auch hilfreich zur Förderung der Durchblutung und der Konzentration. Nach jedem Übungswechsel die Augen zur Entspannung palmieren.

Lasse im entspannten und aufrechten Sitz oder Stand den Blick erst nach oben, wieder zur Mitte, nach unten, wieder zur Mitte, nach rechts, wieder zur Mitte und nach links und wieder zur Mitte gleiten. Versuche, den Blick scharf zu stellen, und wiederhole die Übung einige Male.

Für den kreisenden Blick stelle dir eine Uhr vor und lass den Blick dann erst im und danach gegen den Uhrzeigersinn langsam kreisen. Nach jedem Durchgang kurz die Augen schließen und entspannen.

Ähnlich ist die liegende Acht. Stelle dir eine liegende Acht vor und fahre sie mit dem Blick ab: oben rechts, unten rechts, oben links, unten links. Kurz die Augen schließen und die Richtung wechseln.

Autofokus

Hier gibt es verschiedenste Variationen. Probiere aus, was gut für dich funktioniert.

Strecke eine Hand aus und fokussiere deinen Daumennagel. Finde dann einen Punkt in einiger Entfernung und lasse das Bild abwechselnd verschwimmen und wieder scharf werden. Blicke anschließend wieder auf deinen Daumen.

Strecke beide Arme unterschiedlich lang aus, strecke die Daumen hoch und springe mit dem Blick von Daumen zu Daumen. Versuche, den Blick so gut wie möglich zu schärfen.

Lasse einen Daumen erst langsam, dann vielleicht etwas schneller in verschiedene Richtungen gleiten – mal näher dran, mal weiter weg –, folge ihm und behalte ihn möglichst scharf im Visier.

Es gibt noch viele Varianten. Probiere es einfach aus. Wenn du Brillenträger bist, aber deine Augen noch recht gut sind, lasse zum Üben deine Brille weg.

Augenmassage

Du kannst den Bereich rund um die Augenpartie zwischendurch sanft massieren und leicht abklopfen. Es ist alles erlaubt, was dir guttut. Wenn du ganz vorsichtig auf beiden Seiten die Schläfen und gleichzeitig unten an der Innenseite des Auges massierst, wird der natürliche Tränenfluss angeregt.

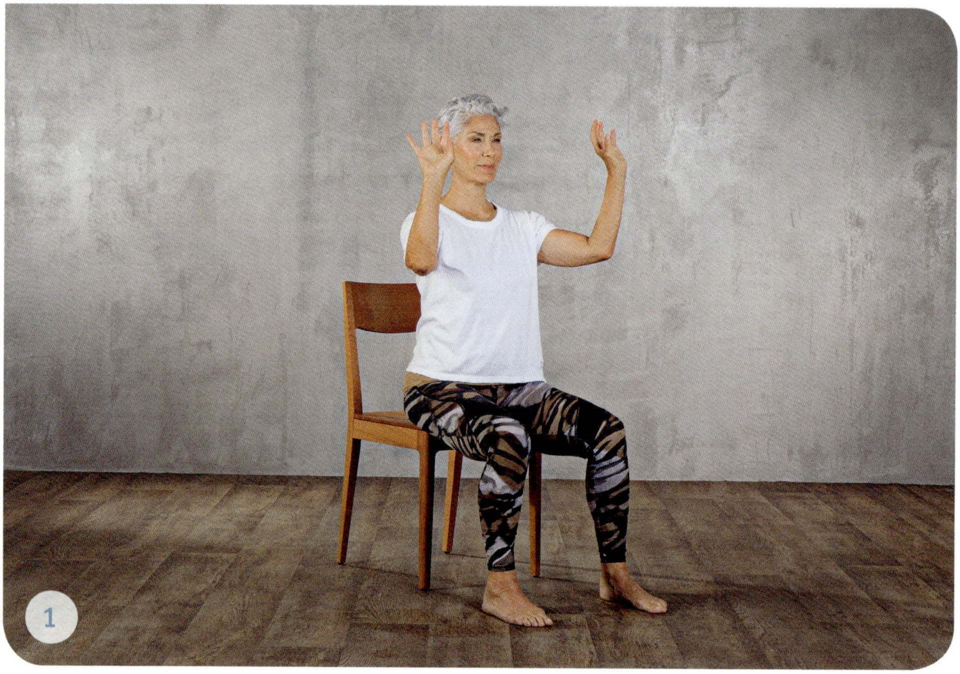

Hände ausschütteln

Wenn du die Hände zwischendurch ausschüttelst, fördert das die Durchblutung und die Hände/Handgelenke sind etwas »wacher«. Du kannst die Handgelenke zu Beginn der Yogapraxis auf diese Weise lockern oder nach einer für dich anstrengenden Übung ordentlich ausschütteln, was sie wiederum entlastet.

Glühbirnen eindrehen

Du öffnest deine Hände, die Finger sind locker gespreizt. Stell dir vor, dass du jeweils eine große Glühbirne in beiden Händen hältst, die du jetzt ganz schnell eindrehen möchtest. Das Gewinde ist schier endlos und du drehst, so schnell du kannst. Versuche es etwa 30 bis 60 Sekunden; danach die Hände wieder locker ausschütteln (1).

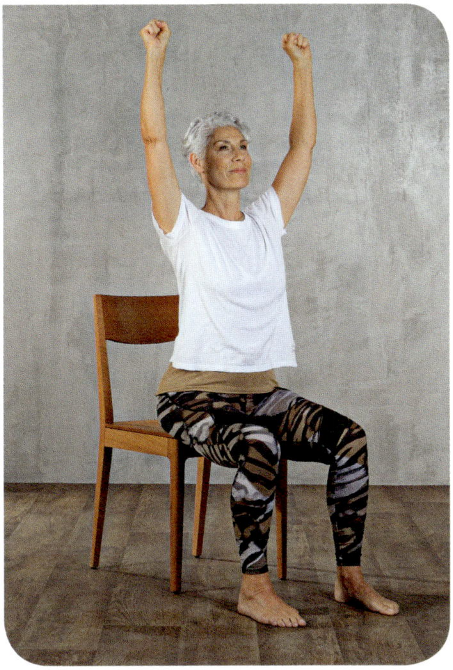

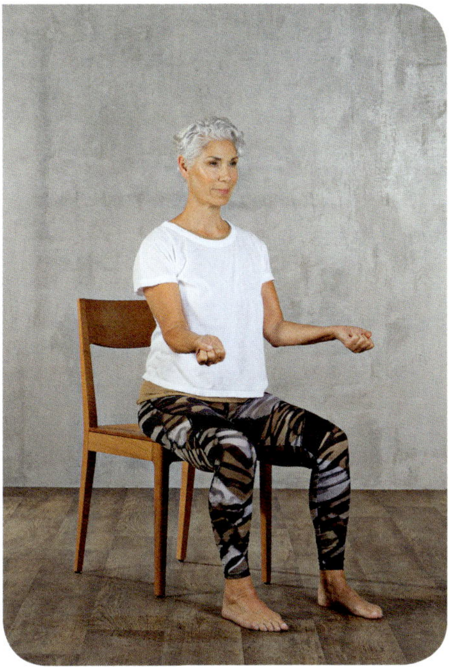

Nach den Sternen greifen

Stell dir vor, um dich herum schwirren überall Gegenstände, die du haben willst. Du streckst die Arme in die Luft und beginnst einfach, wie wild nach allem zu greifen, was dir zwischen die Finger kommt. Immer wieder und möglichst schnell. Wer mag, kann dazu noch die Arme zu allen Seiten kreisen. Tu das 30 bis 60 Sekunden und schüttle dann die Hände wieder aus.

Push-ups für die Handgelenke

Du winkelst im Sitzen deine Ellenbogen an. Zu Beginn machst du die Bewegung ohne Zusatzgewichte, wenn dir das nicht anspruchsvoll genug ist, kannst du dir Gewichte in Form kleiner Hanteln von 200 Gramm oder auch mehr in die leicht gebeugten Finger legen. Ziehe dann die Hände Richtung Handgelenk nach oben. Das heißt, die Unterarme bewegen sich nicht, lediglich deine Hände »klappen« hoch. Die Bewegung einige Male wiederholen. Danach die Hände wieder ausschütteln.

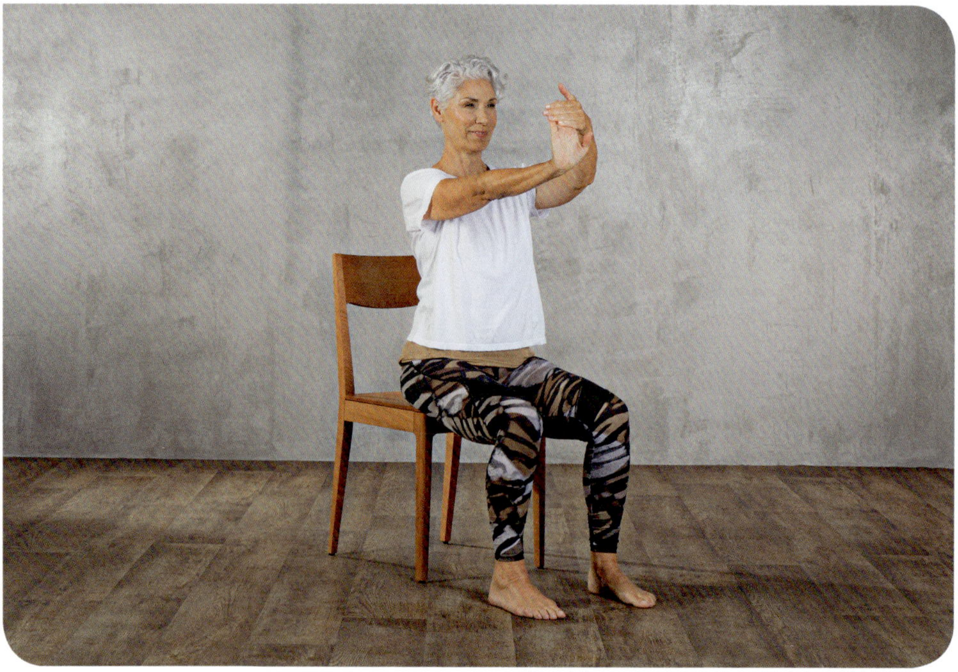

Tanzende Hand

Strecke einen Arm aus, die Handfläche zeigt nach oben. Mit der anderen Hand greifst du die Handfläche und ziehst sie sanft zu dir hin, sodass das Handgelenk gedehnt wird. Das tust du in alle vier »Himmelsrichtungen«, das heißt, du drehst die Hand so, dass die Finger jeweils nach oben, unten, links und rechts zeigen. Den Druck kannst du immer ein paar Sekunden halten. Dann wiederholst du das Ganze auf der anderen Seite.

Strecke dann den ersten Arm noch mal nach vorne; jetzt ist bei der Hand der Handrücken oben. Wieder lässt du die Hand in alle Himmelsrichtungen tanzen, dehnst sie dabei und wechselst die Seiten.

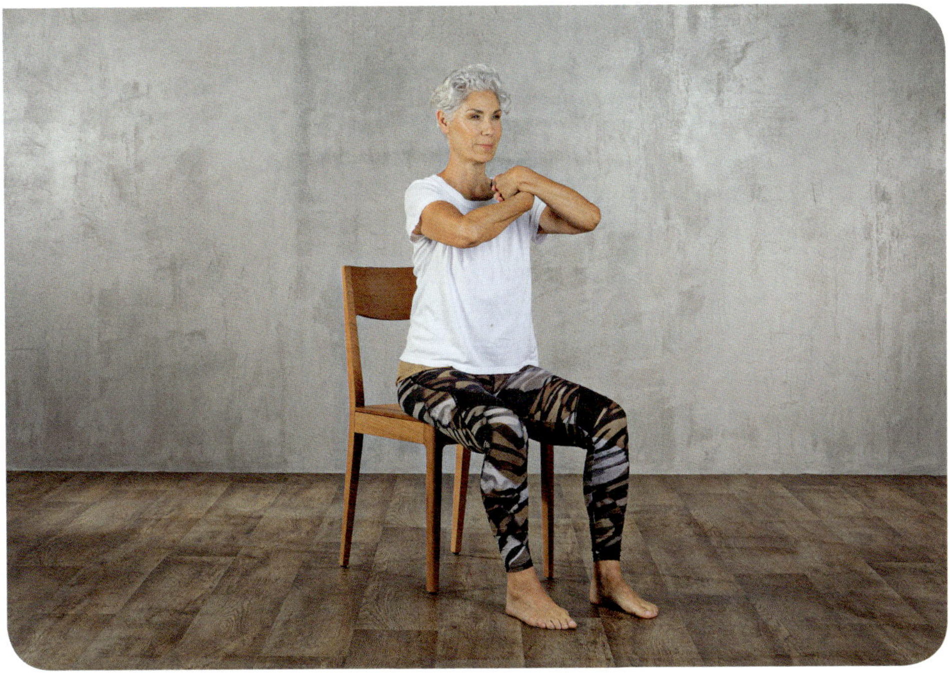

Hände kreuzen

Für diese Übung streckst du deine Hände zunächst nach vorne, die Handflächen zeigen nach unten. Dann kreuzt du den rechten Arm über den linken, drehst die Handflächen wieder zueinander und verschränkst die Finger ineinander.

Versuche jetzt, die verschränkten Hände von unten an den Körper heranzuziehen und sie durch den Kreis deiner Arme nach oben hindurchzuführen und nach oben zu strecken. Anschließend geht es den gleichen Weg wieder zurück.

Das wiederholst du einige Male und wechselst dann die Seiten.

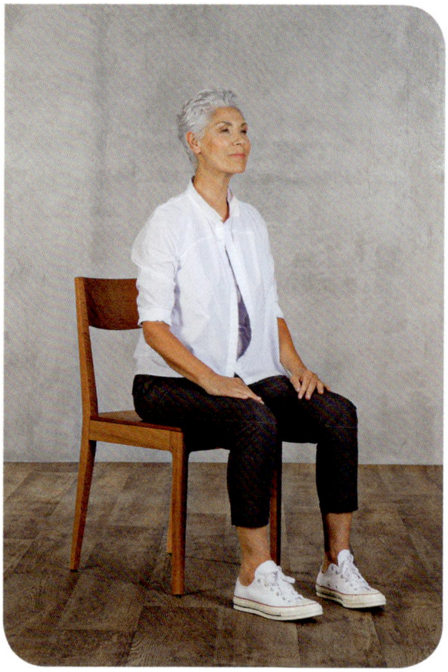

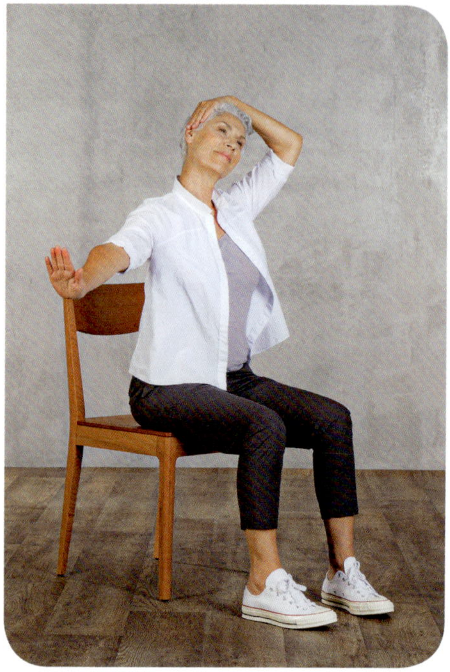

Kinn vor und zurück

Für diese Übung ziehst du in der Einatmung dein Kinn richtig weit nach vorne und in der Ausatmung nimmst du es wieder zu dir heran, so dass ein kleines Doppelkinn entsteht (Aussehen ist bei dieser Übung nicht so wichtig). Wiederhole diese Bewegung einige Male.

Nackendehnung

Mit der Einatmung zieh die Arme lang Richtung Himmel. Mit der Ausatmung greife mit der linken Hand die rechte Seite des Kopfes und dehne die rechte Hand vom Körper weg. Nicht ziehen oder zerren, sondern sanft dehnen. Du kannst auch probieren, den ausgestreckten Arm sanft zu kreisen, um die Dehnung etwas zu variieren.

Nach einer Weile die Seiten wechseln.

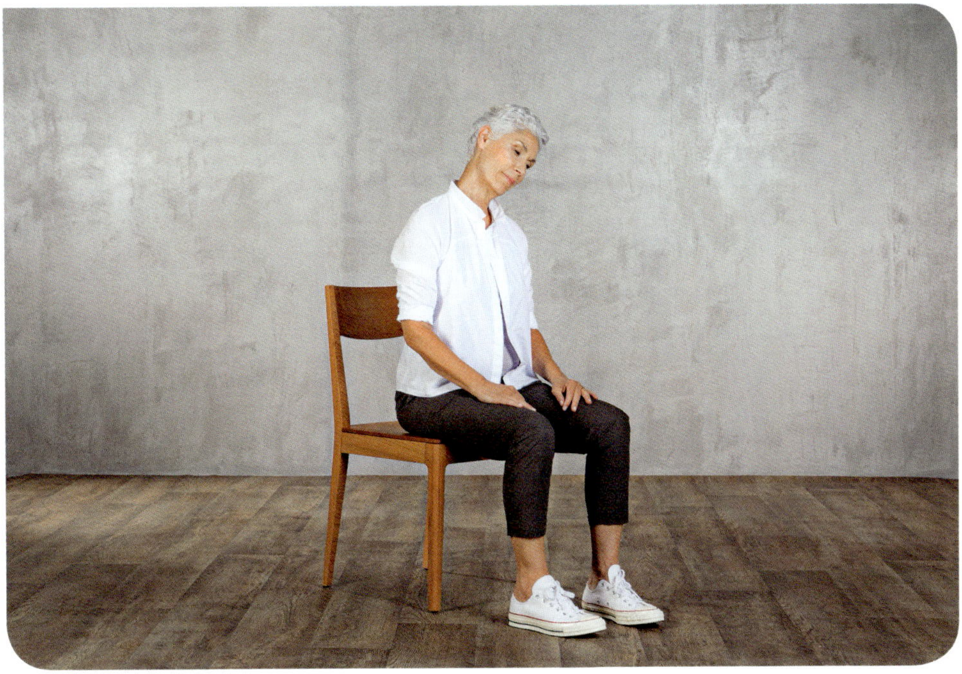

Kopf kreisen

Lasse den Kopf sanft zur rechten Seite gleiten. Atme ein und kreise den Kopf in der Ausatmung über vorne zur linken Seite. Hier atmest du wieder in Ruhe ein und ausatmend kreist der Kopf wieder sanft über vorne zur anderen Seite.

Mache einige Wiederholungen, gerne mit geschlossenen Augen, um die Bewegung intensiver zu spüren. Du kannst, wenn du den Kopf auf der einen Seite hältst und einatmest, die andere Schulter etwas nach unten ziehen, um die Dehnung zu verstärken.

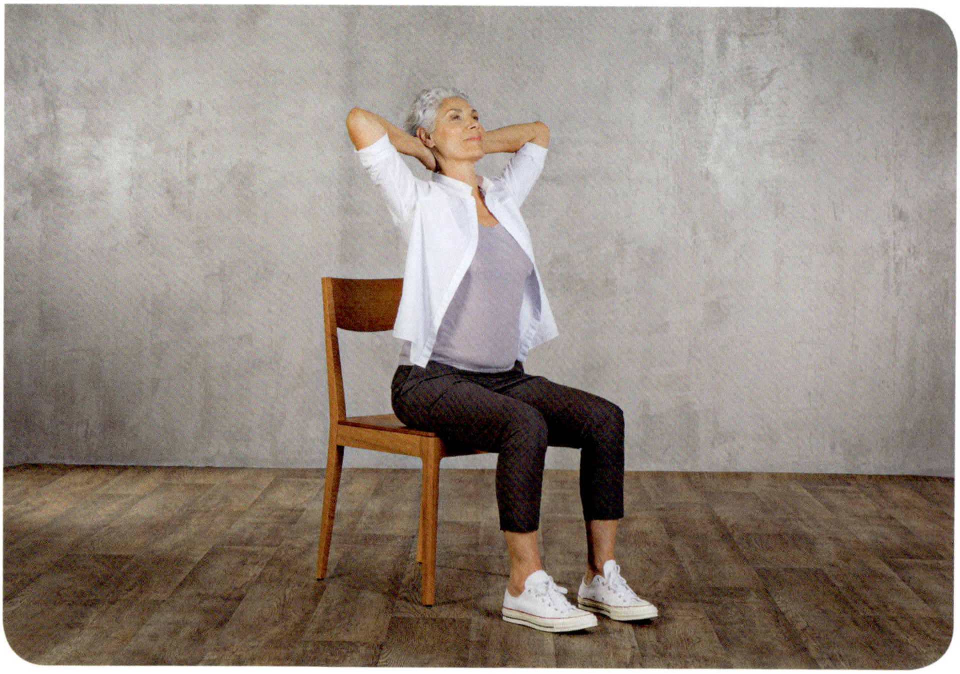

Necke deinen Nacken

Für diese Übung verschränkst du die Hände ineinander und legst den Hinterkopf in die Hände hinein. Mit der Einatmung lehnst du dich zurück, deine Ellenbogen gleiten nach außen, die Schulterblätter ziehst du zueinander. Dein Blick bleibt nach vorne gerichtet. Der Hinterkopf und die Hände drücken sanft gegeneinander.

Mit der Ausatmung führst du deine Ellenbogen – so weit es dir möglich ist – zueinander und dein Kinn geht Richtung Brustbein, sodass in der hinteren Nackenpartie eine leichte Dehnung zu spüren ist. Gerne wieder ein wenig Gegendruck aufbauen, d.h., dein Kopf drückt sanft in die Hände, das intensiviert die Dehnung. Wiederhole das einige Male und spüre nach.

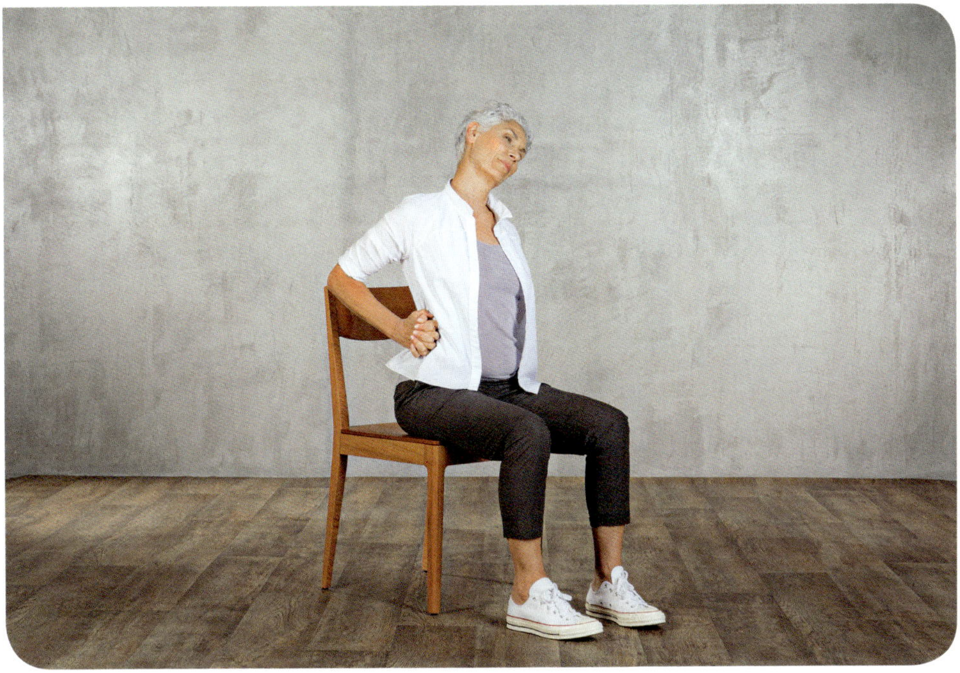

Seitdehnung für den Nacken

Verschränke die Hände hinter dem Rücken ineinander und ziehe sie einatmend weg vom Körper (Herzöffnung); mit der Ausatmung bringe das »Handpaket« hinter dem Rücken nach rechts und stemme es in die Taille. Der Kopf neigt sich zur linken Seite – die rechte Schulter ziehst du etwas nach unten. Die Dehnung einige Atemzüge halten.

Wenn du den Dehnungsradius etwas verändern möchtest, dann lasse deinen Blick in Richtung linkes Knie wandern und halte dort inne, wo du die Dehnung als angenehm empfindest.

Löse die Haltung mit einer Einatmung wieder auf und führe die Übung zur anderen Seite durch.

Sollte es dir nicht möglich sein, die Hände in der Taille zu »parken«, drückst du sie einfach sanft in den unteren Rücken, möglichst weit auf der jeweiligen Seite.

Zum Abschluss kannst du ausatmend in eine Vorbeuge kommen und die Arme dafür, so weit es geht, nach oben ziehen. Löse nach fünf tiefen Atemzügen und spüre in einer entspannten Haltung nach.

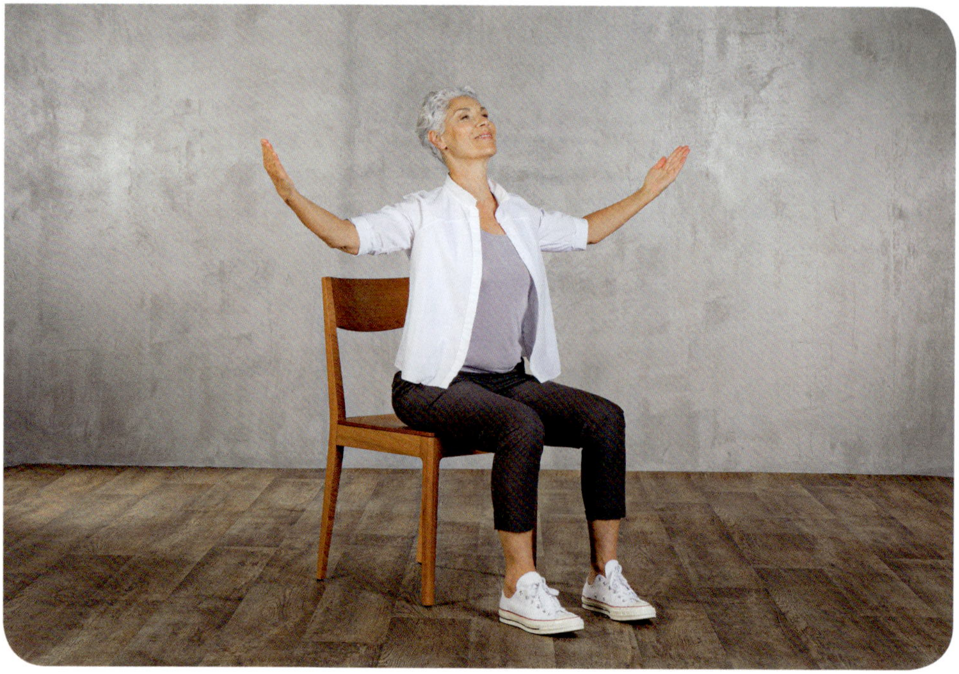

Kleiner Herzöffner-Flow

Namasté – lege deine Handflächen vor deinem Herzen aneinander. Mit der Einatmung ziehst du die Arme zum Himmel und streckst dich lang; ausatmend bringst du sie gerade auf Schulterhöhe nach vorne. Mit der nächsten Einatmung öffnest du die Arme seitlich auf Schulterhöhe, ausatmend bringst du die Hände hinter den Rücken und verschränkst sie dort. Einatmend ziehst du die Hände vom Körper weg und öffnest deinen Brustkorb und damit dein Herz – die Schulterblätter dabei sanft zueinander bringen. Ausatmend löse die Hände wieder. Einatmend ziehe die Arme über die Seiten Richtung Himmel, mit der Ausatmung nimmst du die Hände wieder im Namasté vors Herz.

Diesen »Herzöffner-Kreis« kannst du mehrmals im Fluss des Atems praktizieren oder zwischendurch eine Dehnung mal ein paar Atemzüge halten.

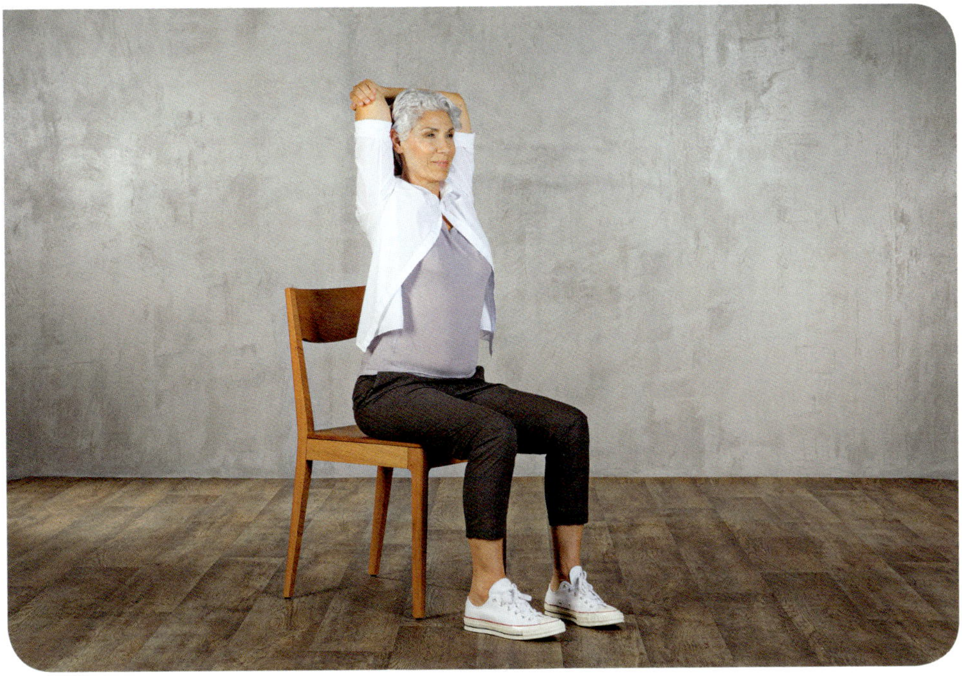

Balsam für die Schultern

Strecke die Arme nach oben aus und winkele dann den rechten Ellenbogen an – die rechte Hand gleitet in die Richtung deiner rechten Schulter. Dann greift die linke Hand den rechten Ellenbogen.

Versuche, die Ellenbogen nach hinten und die Schulterblätter zueinanderzuziehen. Deine Sitzbeinhöcker sind schwer und dein Scheitel strebt hoch.

Achte darauf, dass du nicht in ein Hohlkreuz fällst. Halte die Dehnung einige Atemzüge und wechsle dann die Seiten.

Variante: Wer sich hier noch mehr Dehnung wünscht, kann den linken Arm vom rechten Ellenbogen lösen, ihn über unten auf den Rücken führen und versuchen, von unten her kommend die rechten Finger zu greifen. Als Armverlängerung kannst du hier auch einen Gurt verwenden. Wieder versuchst du, die Ellenbogen nach hinten zu ziehen und den Brustraum zu öffnen. Anschließend wechselst du die Seiten.

Diese und die beiden nachfolgenden Übungen kannst du einzeln machen oder sie als Dehnungssequenz hintereinander, im Fluss des Atems praktizieren.

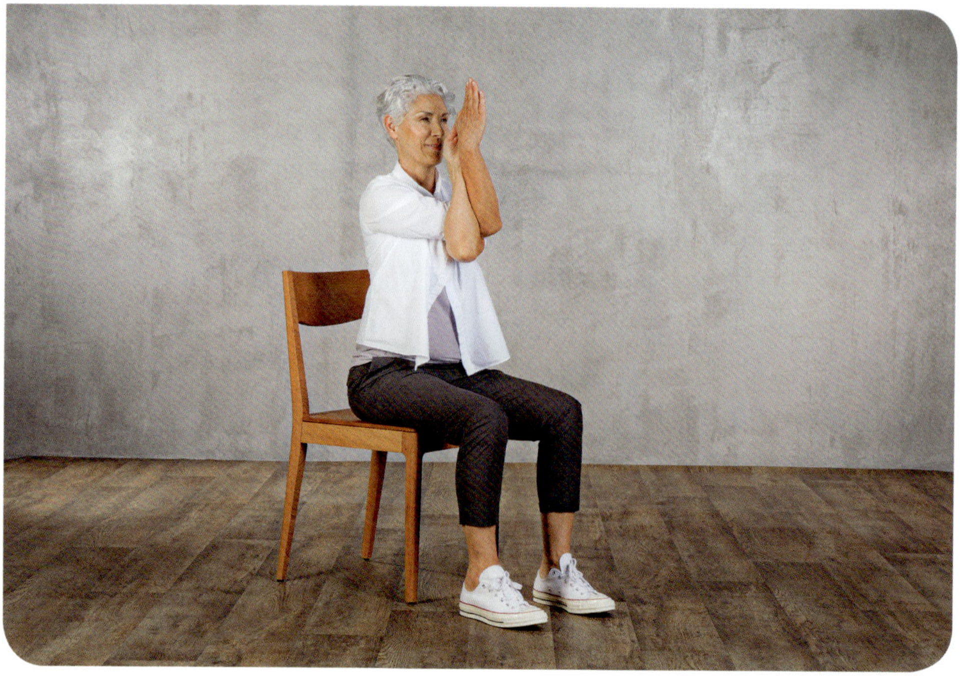

Adlerarme

Strecke die Arme auf Schulterhöhe aus und kreuze rechts über links. Hebe die Unterarme gekreuzt an, so dass die Finger Richtung Decke zeigen. Der rechte Ellbogen liegt auf dem linken. Bringe die Handrücken näher zueinander, oder – wenn möglich – sogar die Handflächen aneinander, indem die linke Hand über vorne die rechte greift. Sollte sich beides nicht gut anfühlen, kannst du die Hände einfach über Kreuz an die Schultern legen. Welche Variante du auch immer bevorzugst, achte darauf, dass deine Oberarme etwa auf Schulterhöhe bleiben. Übe immer auf beiden Seiten.

Die Ellenbogen ziehen tendenziell eher weg vom Körper, die Fingerspitzen hingegen ziehen nach oben. Gerne kannst du die Unterarme/Handflächen/Handrücken leicht gegeneinanderdrücken. Wenn dir das an Dehnung noch nicht reicht, dann kreise die Schultern leicht über oben nach hinten.

Halte einige Atemzüge lang und dann runde den Rücken und neige dich nach vorne, während du den Druck löst. Du kannst auch dynamisch üben: Mit der Einatmung ziehen die Fingerspitzen Richtung Himmel und ausatmend rundest du dich.

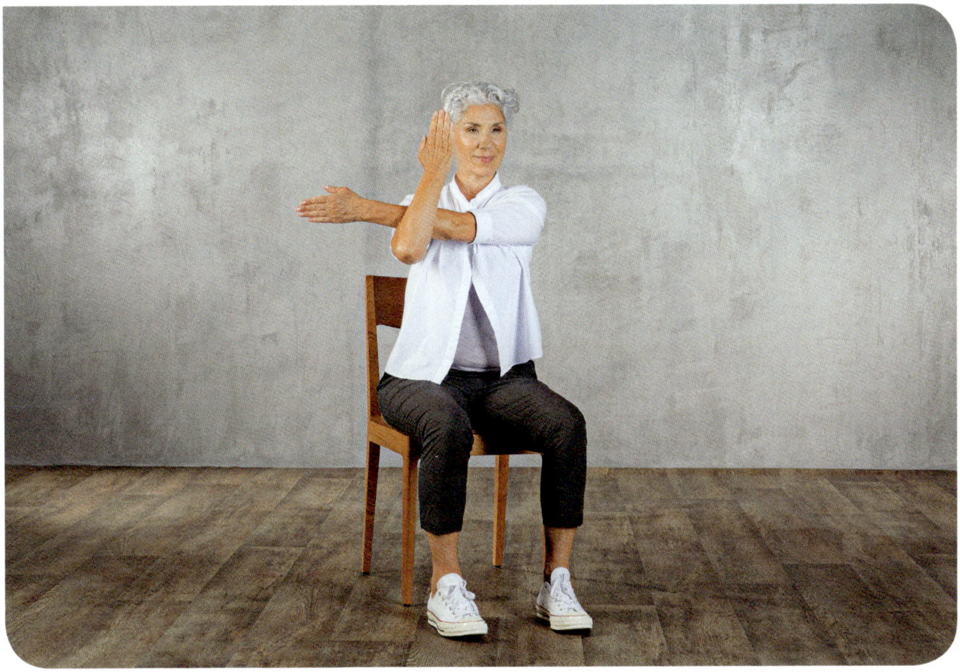

Schulterstretch für Zwischendurch

Kreuze die Arme auf Schulterhöhe, links über rechts. Winkele dann den rechten Ellenbogen an und ziehe den langgestreckten linken Arm zum Körper.

Spüre in die Dehnung der linken Schulter. Je gestreckter der Arm ist und je weiter du ihn zu dir heranziehst, desto intensiver wird die Dehnung.

Halte diese Stellung einen Augenblick. Sei achtsam und höre auf deinen Körper. Beim Yoga ist weniger oft mehr.

Wiederhole diese Sequenz auf der anderen Seite.

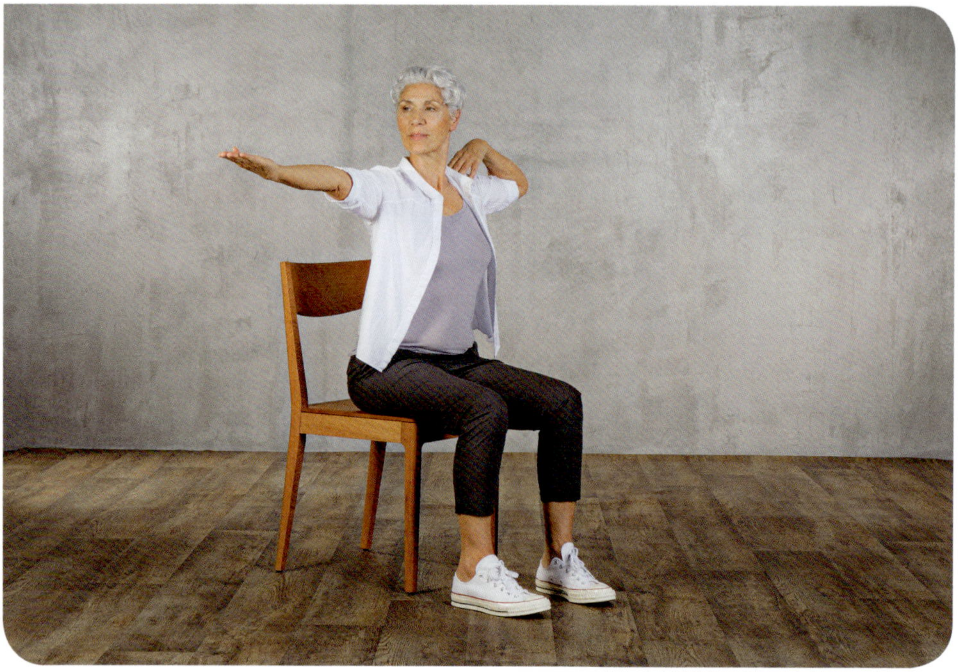

Flow: Den Blick offen halten

Lege die Hände auf die Schultern. Bei der Einatmung ziehst du die Schultern leicht zurück und die Schulterblätter zusammen. Bei der Ausatmung streckst du einen Arm auf Schulterhöhe aus, der Blick folgt der Hand, die Handfläche zeigt nach oben. Führe diese Bewegung im Wechsel und im Fluss des Atems aus.

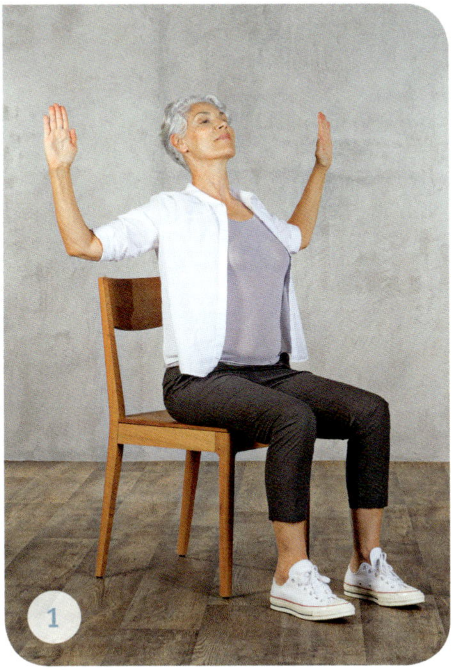

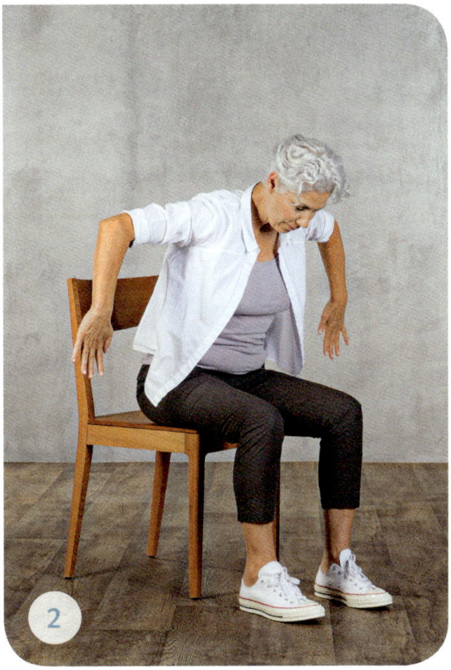

Kaktusarme

Strecke die Arme auf Schulterhöhe seitlich aus und winkele die Ellbogen an, die Unterarme zeigen nach vorn, die Handflächen weisen nach unten. Ich nenne das auch Kaktusarme oder den offenen Leuchter.

Die Oberarme rotieren bei der Einatmung nach hinten, bis die Handflächen nach vorne zeigen (1). Bei der Ausatmung rotieren die Oberarme nach vorne, bis die Handflächen nach hinten und die Fingerspitzen nach unten zeigen (2). Die Oberarme bleiben während der gesamten Übung auf Schulterhöhe.

Variante: Dieselbe Übung kannst du auch mit gestreckten Armen machen (Flügelschläge). Die Arme sind zur Seite gestreckt, die Handflächen weisen nach vorn. Mit der Einatmung rotierst du die Oberarme nach hinten und bewegst dich in ein leichtes Hohlkreuz, sodass die Handflächen in Richtung Himmel zeigen. Mit der Ausatmung rotierst du die Oberarme nach vorne, sodass die Handflächen nach hinten zeigen, vielleicht schaffst du es sogar, dass sie schräg nach hinten oben weisen.

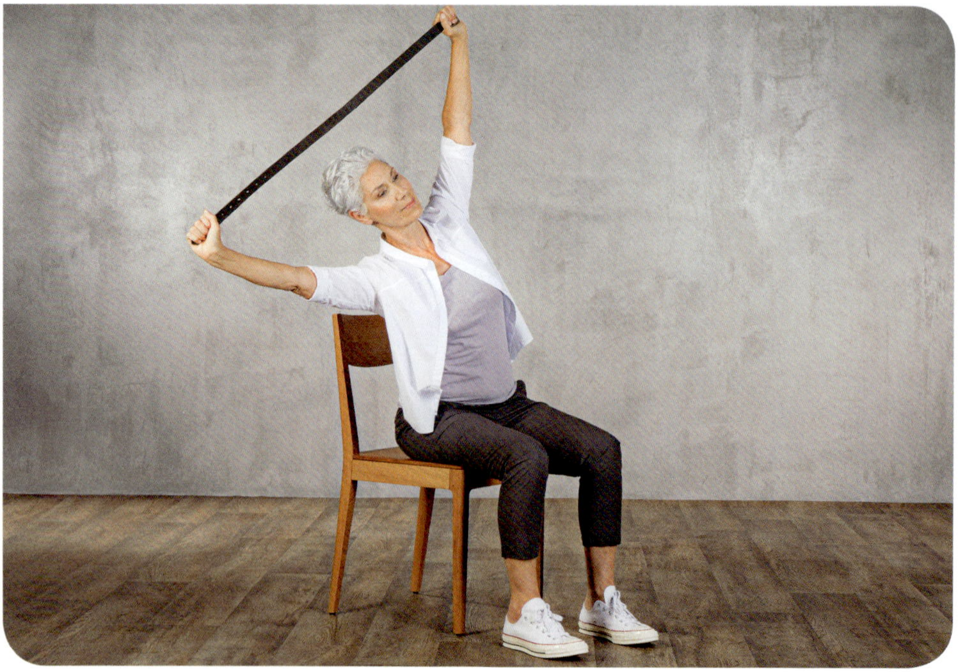

Seitneigen mit Yogagurt

Greife den Gurt etwas mehr als schulterbreit und ziehe die Arme mit der Einatmung ausgestreckt nach oben, sodass sie über dem Kopf ein V bilden.

Ausatmend neigst du dich zur Seite. Der Gurt bleibt gespannt, die Arme bleiben gestreckt und ziehen leicht nach hinten.

Diese Übung machst du mit dem Atem fließend einige Male zu jeder Seite. Gerne kannst du die Position auf jeder Seite ein paar Atemzüge lang halten.

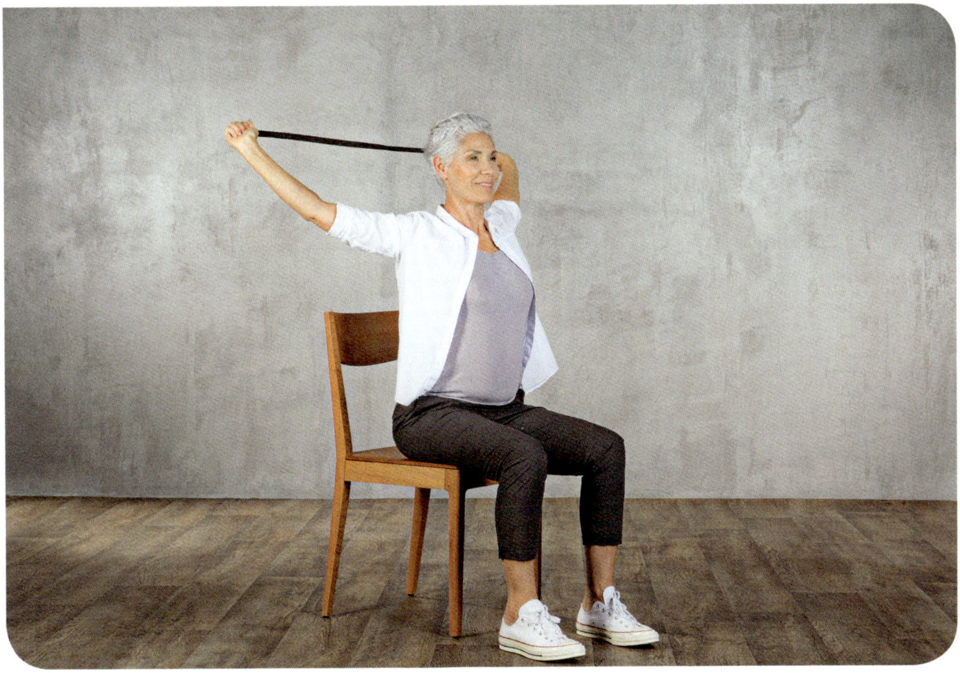

Schulterrotation mit Yogagurt

Für diese Übung musst du den Gurt vielleicht etwas breiter fassen. Die Arme bleiben die ganze Zeit gestreckt.

Mit jeder Einatmung ziehst du die gestreckten Arme lang über den Kopf nach oben, der Gurt ist immer straff. Mit der Ausatmung lässt du die gestreckten Arme einmal nach vorne unten sinken und dann – so weit es geht – nach hinten unten. Wenn du merkst, dass du die Ellenbogen anwinkeln musst, greife den Gurt noch etwas weiter. Mit dieser Übung wird der gesamte Radius des Schultergürtels mobilisiert.

Du kannst die Übung 4- bis 8-mal pro Richtung wiederholen und dann nachspüren.

Zum Ausgleich kannst du die Schultern sanft kreisen und auslockern.

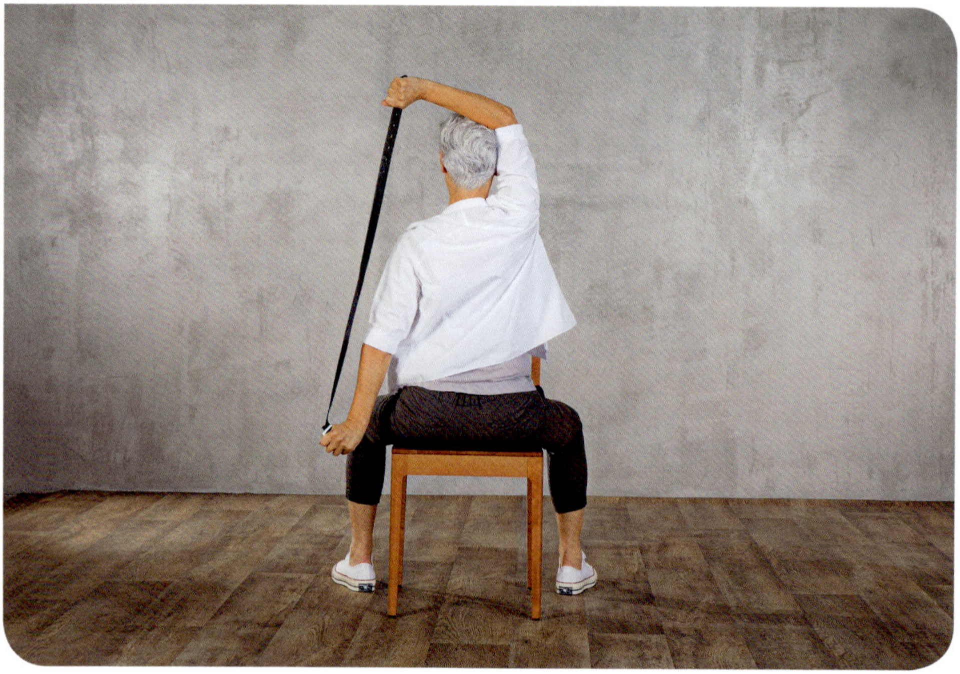

Dehnung mit Yogagurt

Für diese Übung streckst du die Arme lang über den Kopf aus und greifst den Gurt etwas mehr als schulterbreit. Mit der Ausatmung beugst du den rechten Ellenbogen und ziehst mit der linken Hand achtsam Richtung Boden. Der rechte Ellenbogen zieht nach hinten oben und du spürst eine schöne Öffnung in der rechten Körperseite. Diese Stellung kannst du gerne ein paar Atemzüge halten. Mache die Übung abwechselnd auf jeder Seite im Rhythmus deines Atems.

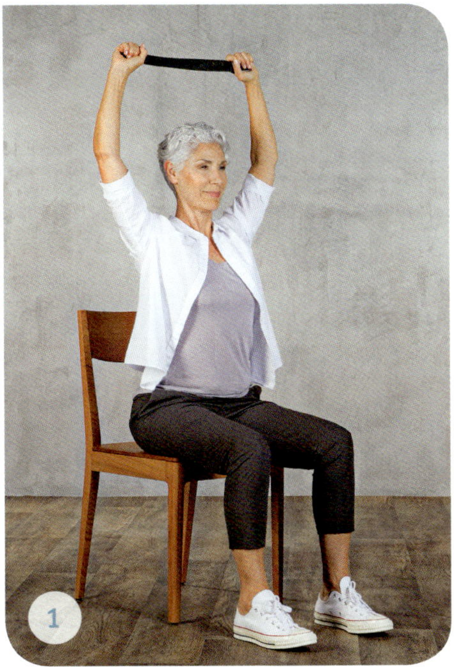

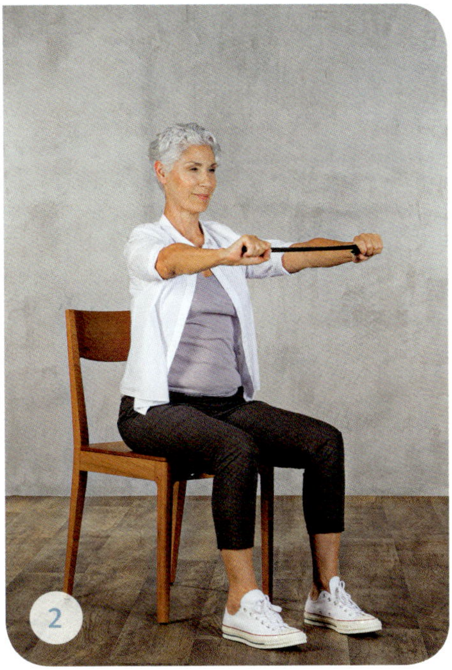

Schulterstärkung mit Yogagurt

Für die nächste Übung greifst du den Gurt etwa auf Schulterbreite. Strecke die Arme nach vorne aus, die Handgelenke sind in einer Linie mit den Schultern. Die Schultern ziehen nach hinten, die Arme sind minimal gebeugt.

Mit der Einatmung ziehst du die Arme zur Decke (1), mit der Ausatmung wieder nach vorne auf Schulterhöhe (2). Der Gurt bleibt die ganze Zeit straff und vom Gefühl her möchtest du ihn auseinanderziehen. Wiederhole diese Übung einige Male im Rhythmus deines Atems.

Mudras

Mudras können dich bei deiner Yoga- und Meditationspraxis wunderbar unterstützen. Einige wichtige Mudras stelle ich dir hier vor.

Mudras sind Gesten, die unsere Energien lenken können. Es gibt viele verschiedene Mudras. Am bekanntesten sind die Haltungen, die mit den Händen und Fingern geformt und daher auch manchmal »Finger-Yoga« genannt werden.

Da diese Mudras besonders alltagstauglich und von jedem anzuwenden sind, beschränke ich mich hier auf diese Form.

In Indien sind Mudras sehr weit verbreitet, bei uns im Westen sind sie eher unbekannt. »Mudra« kommt aus dem Sanskrit und bedeutet so viel wie »Siegel« oder auch »das, was Freude spendet«. Diese speziellen Finger- und Handhaltungen sind wertvolle Energiequellen für Körper, Geist und Seele. Ähnlich wie die Asanas – die Körperhaltungen im Yoga – verstärken sie in kurzer Zeit den Energiefluss in verschiedenen Bereichen, helfen dabei, Blockaden zu lösen und Stress abzubauen.

Ich habe die Mudras schon früh für mich entdeckt und lasse sie gerne in meinen Unterricht einfließen. In jeder Stunde mit dabei ist natürlich das »Anjali-Mudra« (auch »Namasté«) – die Geste der ehrvollen Begrüßung und der tiefen Dankbarkeit. Aber es gibt noch viele andere tolle und stärkende Mudras.

Jedes Mudra hat eine ganz individuelle Wirkung auf deinen Körper und den Geist. Allen gemein ist ihre beruhigende Wirkung. Sie helfen dabei, konzentrierter zu meditieren und dabei eine gute Körperhaltung zu bewahren. Durch die Handgesten wird in der Meditation die Konzentration auf ein bestimmtes Thema gefördert und sie helfen dabei, tiefer zu entspannen.

Ich meditiere viel mit unterschiedlichen Mudras. Manchmal wähle ich aus einem Mudra-Kartenset einfach eine Karte aus und manchmal suche ich sie bewusst nach einem Lebensthema aus.

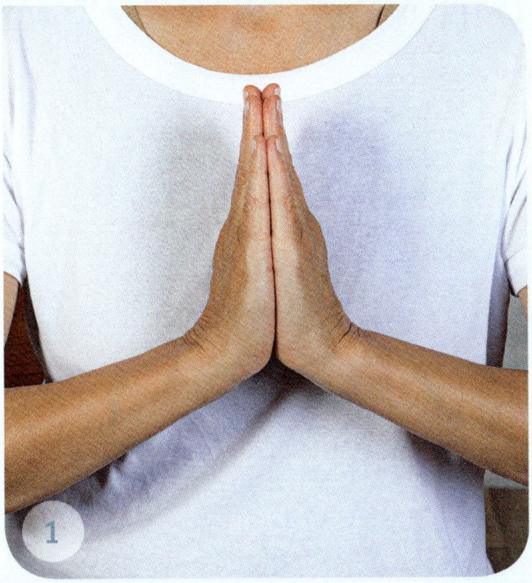

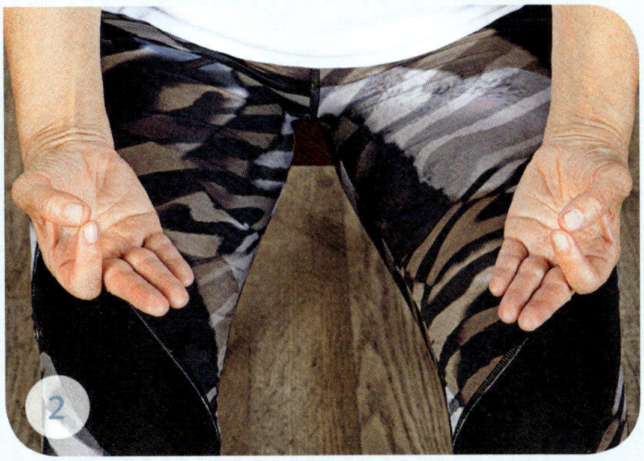

Das Anjali-Mudra ist beispielsweise die Geste der Dankbarkeit. Das Vajrapradama-Mudra steht für Zuversicht und Lebensfreude. Es öffnet das Herz und stärkt unser Urvertrauen und Selbstbewusstsein. Wenn ich also gerade Zweifel habe, etwas nicht zu schaffen, dann hilft mir das Vajrapradama-Mudra in der Meditation dabei, meine Zuversicht zu stärken.

Probiere die Mudras in deiner Meditationspraxis aus und finde heraus, welche dir guttun.

Eine erprobte Meditationszeit liegt bei 20 Minuten, aber wenn du das nicht gewohnt bist, fange mit einer Minute an und steigere dich langsam.

Anjali-Mudra (1)

Diese Geste kennt jeder Yogi aus der Praxis – sie wird auch Namaskar Mudra oder Namasté genannt. Hierfür nimmst du deine Hände in Gebetshaltung vor dein Herz oder manchmal auch auf die Stirn oder den Mund.

Das Anjali-Mudra ist in fast allen Yogastunden Teil der Begrüßung und Verabschiedung. Die Geste wird auch als »Namasté« bezeichnet, weil sie in Indien als respektvolles Begrüßungsritual im Alltag weit verbreitet ist. »Namasté« kann mit »Das Höchste/Göttliche in mir grüßt das Göttliche in dir!« übersetzt werden.

Diese Geste ist auch ein Zeichen der Dankbarkeit, welche die von Herzen kommende Freude stärkt. Sie sorgt zudem für innere Balance und vertieft die Atmung. Ich ver-

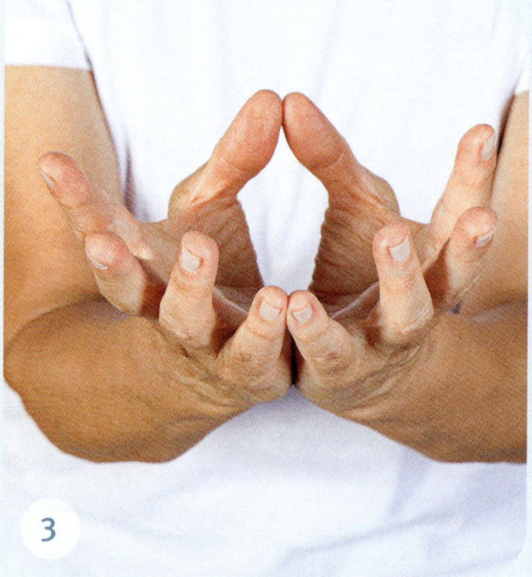

3

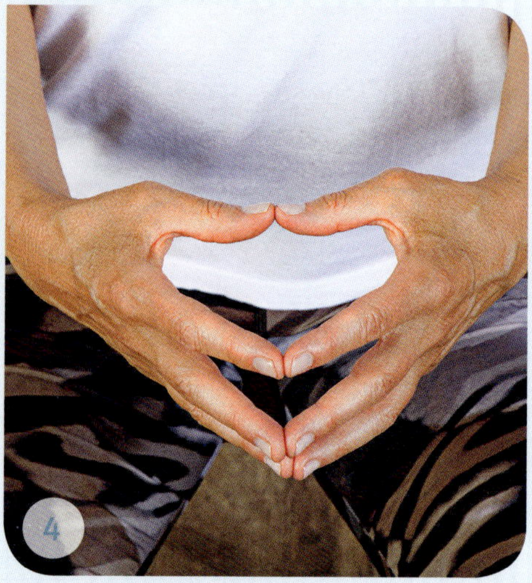

4

wende dieses Mudra immer wieder gerne während der Yogapraxis, zum Beispiel in der Bergposition. Sie zentriert uns und vertieft die innere Sammlung.

Gyan- oder Chin-Mudra (2)

Das Gyan-Mudra ist ein beliebtes Meditations-Mudra, weil es die Konzentration fördert. Hier berühren sich Daumen und Zeigefinger, die restlichen Finger sind leicht abgespreizt. Die Handrücken werden auf die Knie oder Oberschenkel abgelegt, die Handflächen zeigen nach oben.

Das Gyan-Mudra hilft u. a. bei Schlafstörungen, nervöser Unruhe, hohem Blutdruck oder auch bei depressiven Verstimmungen. Es hilft, sich zu konzentrieren und die Balance zu halten.

Lotus-Mudra (3)

Dieses Mudra wird auch als Geste der inneren Schönheit bezeichnet und ist mein absolutes Lieblingsmudra.

Die Handgelenke werden in Herzhöhe aneinandergelegt, so dass sich die Fingerspitzen zunächst berühren. In dieser Form stellen die Hände die geschlossene Lotusblüte dar. Dann werden die Finger so weit wie möglich gespreizt, so dass sich jeweils nur noch die Spitzen der Daumen und der kleinen Finger berühren.

Die offene Lotusblüte verbindet uns mit unserem wahren Wesenskern. Ich verwende dieses Mudra gerne, um an die Fülle und die innere Schönheit zu erinnern, die uns allen innewohnt.

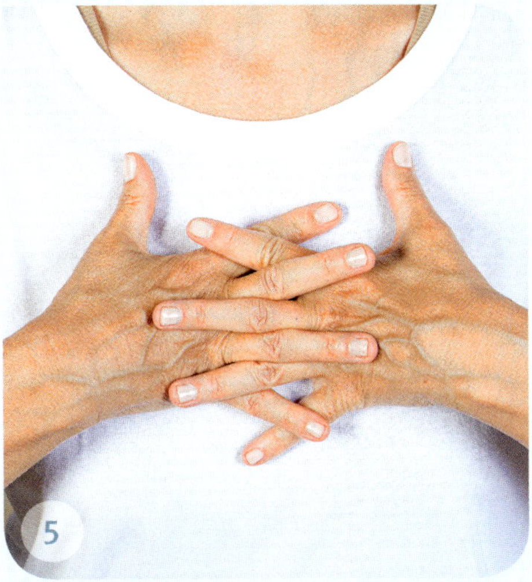

5

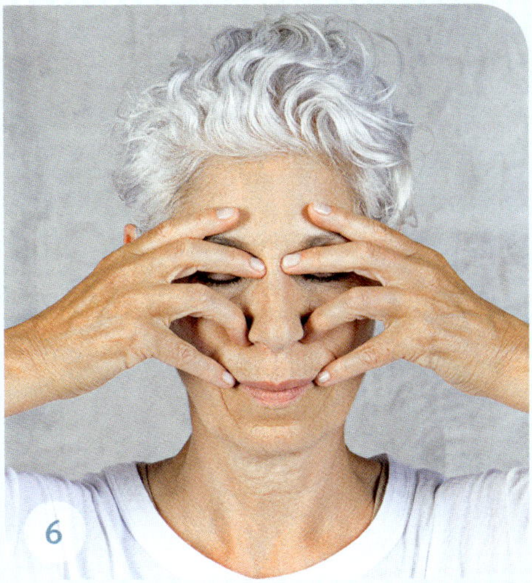

6

Hakini-Mudra (4)

Dieses Mudra wird auch Atem-Mudra genannt, weil es dabei hilft, uns zu zentrieren und dadurch den Atem natürlich zu vertiefen. Es verhilft zudem zu mehr Selbstbewusstsein.

Bringe dafür die Fingerspitzen fest zusammen und bewege dann die Hände voneinander weg. Nur die Fingerspitzen berühren sich fest. Die Oberarme sind eng am Körper, so dass du das Mudra gut und entspannt halten kannst.

Vajrapradama-Mudra (5)

Das ist das Mudra der Zuversicht und Lebensfreude. Es öffnet das Herz und stärkt unser Urvertrauen und Selbstbewusstsein. Es macht uns innerlich stark und harmonisiert das Nervensystem.

Die gestreckten Finger werden ineinandergelegt und die Hände flach auf dem Brustbein platziert; die Daumen zeigen senkrecht nach oben.

Yoni-Mudra (6)

Das ist das Mudra des Rückzugs. Die Finger werden auf die »Sinne« gelegt. Du hältst dir mit den Daumen die Ohren zu, die Zeigefinger liegen auf der Stirn, die Mittelfinger auf den Augen, die Ringfinger an den Nasenlöchern und die kleinen Finger am Mundwinkel. Das Mudra hilft dabei, die Sinnesorgane zu regenerieren und wirklich zur Ruhe zu kommen. Die Konzentrationsfähigkeit wird gesteigert. Dieses Mudra wird auch gerne bei der Atemtechnik Brahmari, dem Bienensummen, verwendet.

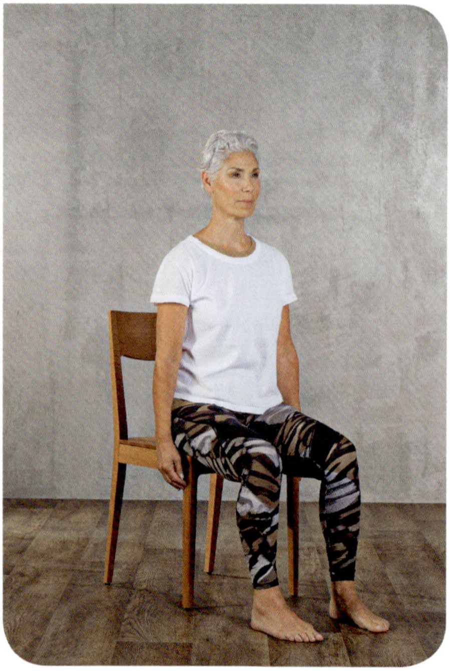

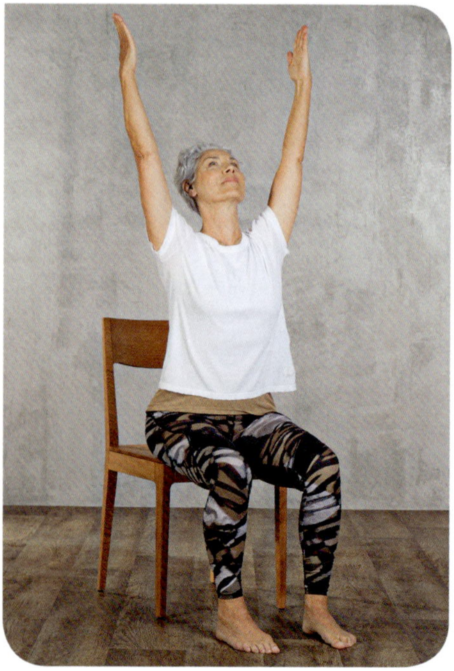

Bergposition

Der Sonnengruß beginnt in der Bergposition. Lasse im aufrechten Sitz deine Sitzbeinhöcker schwer werden. Die Arme hängen locker neben dem Körper. Erde die Fußsohlen, indem du dein Gewicht gut auf sie verteilst und bewusst den Kontakt mit dem Boden wahrnimmst. Stelle dir vor, dass du dir aus der Erde Energie ziehst. Lasse sie mit der Einatmung von unten nach oben fließen. Ziehe gerne auch die Schultern hoch und kreise sie mit der Ausatmung über hinten nach unten.

Armstreckung

Mit der Einatmung kreisen die gestreckten Arme über die Seiten nach oben – wenn du magst und es sich gut anfühlt, folgt der Blick. Wenn das Kreisen schwerfällt, dann ziehe die Arme lang über vorne nach oben.

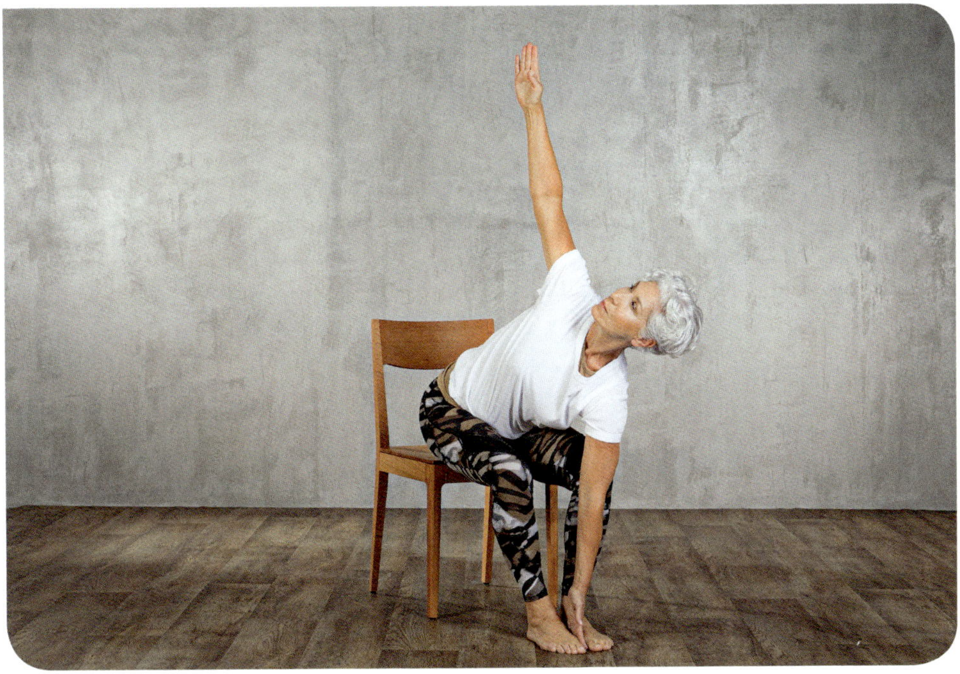

Ganze Vorbeuge mit Öffnung

Ausatmend tauchst du langsam tief in die ganze Vorbeuge. Je nachdem, wie gelenkig du bist, kannst du entweder einfach die Hände oder Unterarme auf den Knien ablegen oder noch etwas tiefer gleiten und versuchen, den Boden mit den Händen zu erreichen.

Mit der nächsten Einatmung ziehst du sanft den rechten Arm Richtung Himmel, während die linke Hand auf dem rechten Knie oder an den Füßen liegt. Dann kommst du ausatmend zurück in die Vorbeuge und öffnest dich einatmend zur anderen Seite. Ausatmend geht es zurück in die Vorbeuge.

Variante mit Armkreisen: Mit der Einatmung öffnen (Hand zieht zum Himmel), in der Ausatmung kreist der Arm über hinten nach unten (mehrfach wiederholen).

Variante mit Dehnung: Bei der Einatmung über dem rechten Bein verneigen, in der Ausatmung aufrichten, mit den Händen den Oberschenkel greifen und das Bein strecken. Die Dehnung ein paar Atemzüge halten, bevor du weiterfließt und das Ganze auf der linken Seite wiederholst.

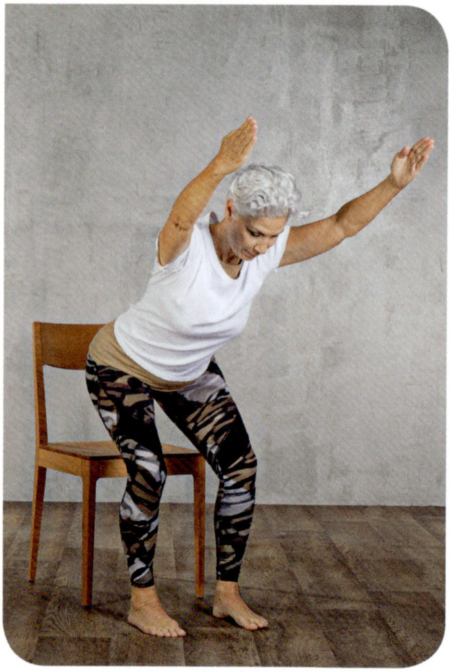

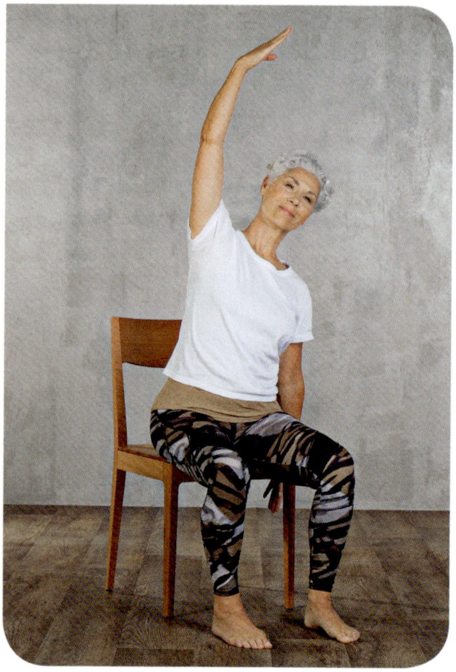

Stuhlposition

Mit der Einatmung hebst du den Oberkörper aus der Vorbeuge gerade an auf eine Neigung von ca. 45 Grad. Strecke die Arme in Verlängerung deines Rumpfes an den Ohren vorbei, die Schultern ziehen weg von den Ohren. Wenn du die Kraft in den Oberschenkeln hast, kannst du versuchen, das Gesäß leicht vom Sitz abzuheben. Ausatmend setze dich vorsichtig wieder hin und gehe zurück in die ganze Vorbeuge.

Seitneige

Mit der nächsten Einatmung richtest du dich langsam und Wirbel für Wirbel (bei starken Rückenproblemen lieber mit geradem Rücken) auf und ziehst die Arme über die Seiten (oder über vorne) nach oben. Ausatmend lässt du den linken Arm wieder sinken und mit dem rechten Arm neigst du dich nach links. Einatmend geht es zurück zur Mitte und ausatmend in die Seitneige zur anderen Seite. Atme hier ein und lasse mit der Ausatmung den oberen Arm auf das gegenüberliegende Knie gleiten.

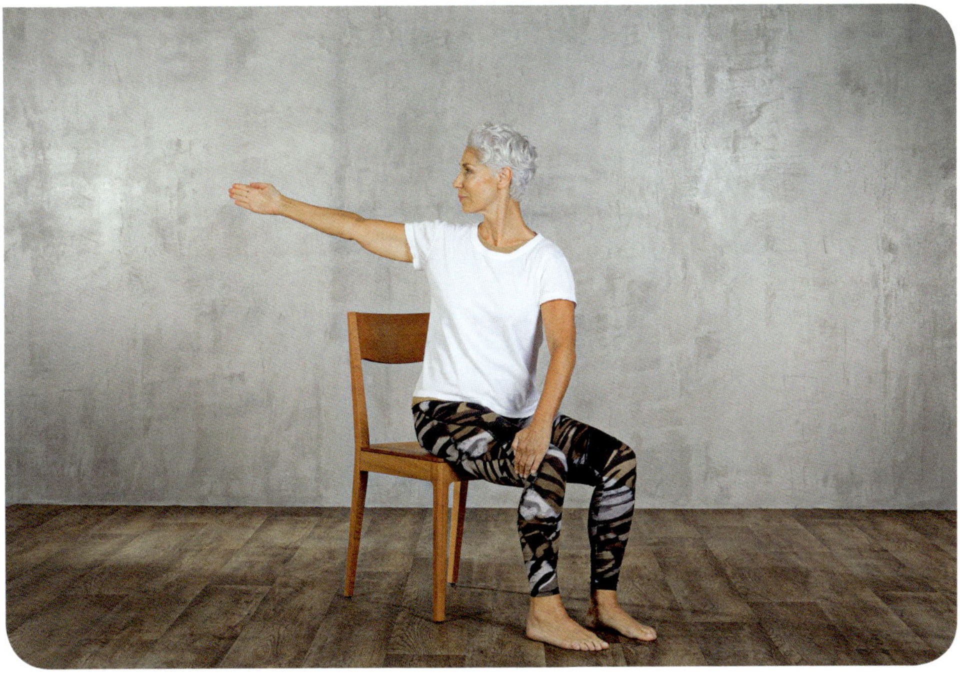

Drehsitz-Variation

Aus der Seitneige kommst du zurück in den Bergsitz, kreuzt die Hände und legst sie auf deine Knie. Einatmend öffnest du dich nun zur rechten Seite und streckst den rechten Arm auf Schulterhöhe nach rechts hinten aus, der Blick folgt ihm. Ausatmend kreuzt die rechte Hand aufs linke Knie.

Mit der nächsten Einatmung öffnest du dich nach links. Ausatmend kommst du dann zurück in die Bergposition und kannst gerne ein paar Atemzüge nachspüren.

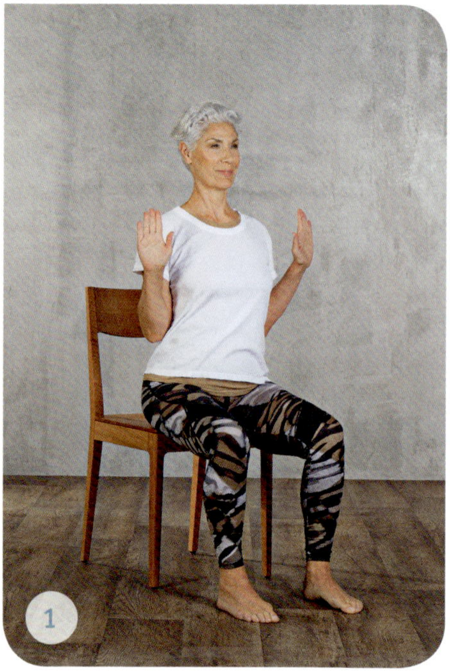

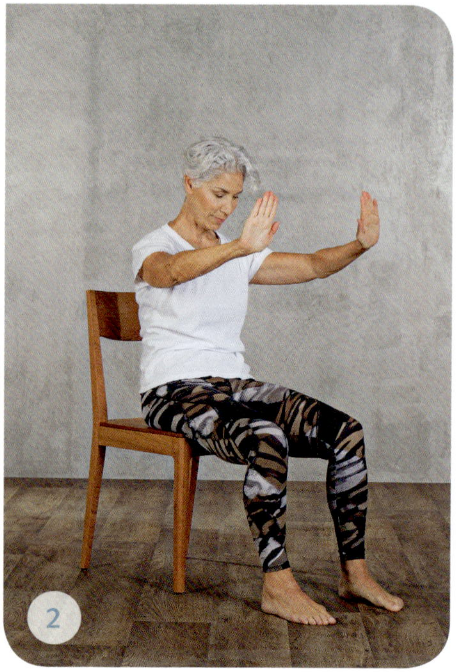

Kobra

Mit der Einatmung winkele die Ellenbogen an und halte sie eng am Körper; die Hände zeigen nach vorne, die Ellenbogen ziehst du etwas nach hinten (1). Führe die Schulterblätter zusammen und öffne dein Herz. Dein Blick geht leicht nach oben.

Variante: Du kannst die Asana ein paar Atemzüge halten oder du schiebst mit der Ausatmung die Arme weg vom Körper und rundest den Rücken, dein Kinn zieht Richtung Brustbein (2). Wenn du magst, kannst du die dynamische Kobra dreimal wiederholen.

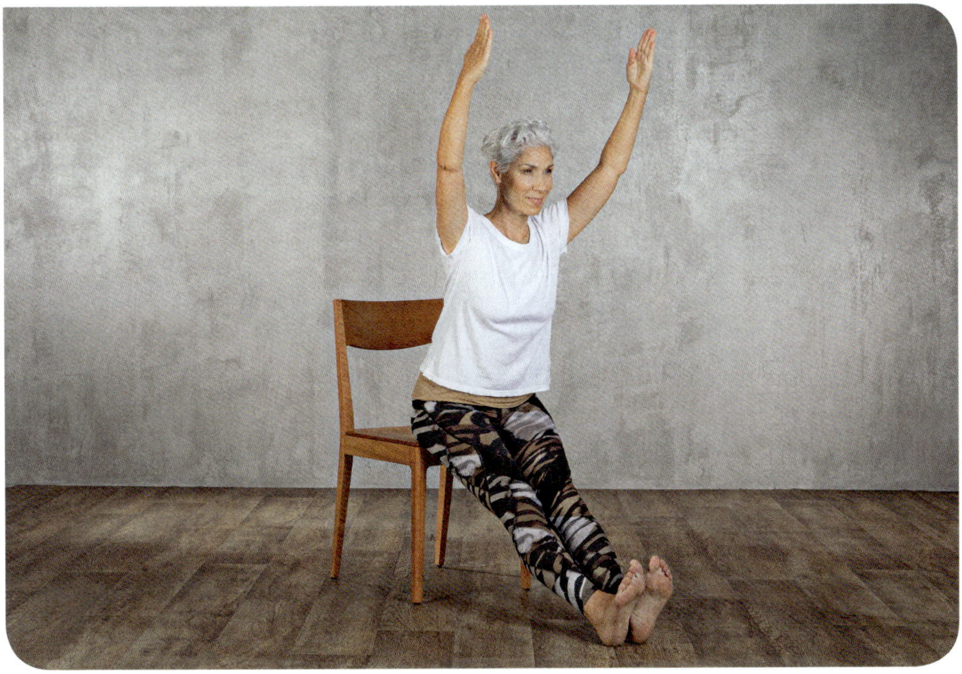

Herabschauender Hund (sitzende Variante)

Von der Kobra aus beugst du ausatmend den Oberkörper wieder um ca. 45 Grad gerade nach vorne, Kopf und Nacken bilden eine Linie mit der Wirbelsäule. Strecke die Beine lang nach vorne aus, so dass du nur noch mit den Fersen den Boden berührst, deine Arme ziehen lang an den Ohren vorbei. Achte darauf, dass die Schultern auch hier von den Ohren wegziehen.

Variante: Du kannst an dieser Stelle jederzeit variieren. Dann kommst du aus der Kobra heraus nicht direkt in den herabschauenden Hund, sondern greifst mit den Händen an die Stuhllehne, um dich auf die Bootsvariationen (Seite 76) o. Ä. vorzubereiten.

Einatmend richtest du dich wieder auf, ziehst die Arme nach oben über den Kopf und bringst die Füße zum Körper in eine normale Sitzposition. Mit der Ausatmung nimmst du die Hände im Namasté (Handflächen aneinander) vor dein Herz und spürst nach.

Der nächste Durchgang des Sonnengrußes beginnt mit der linken Seite.

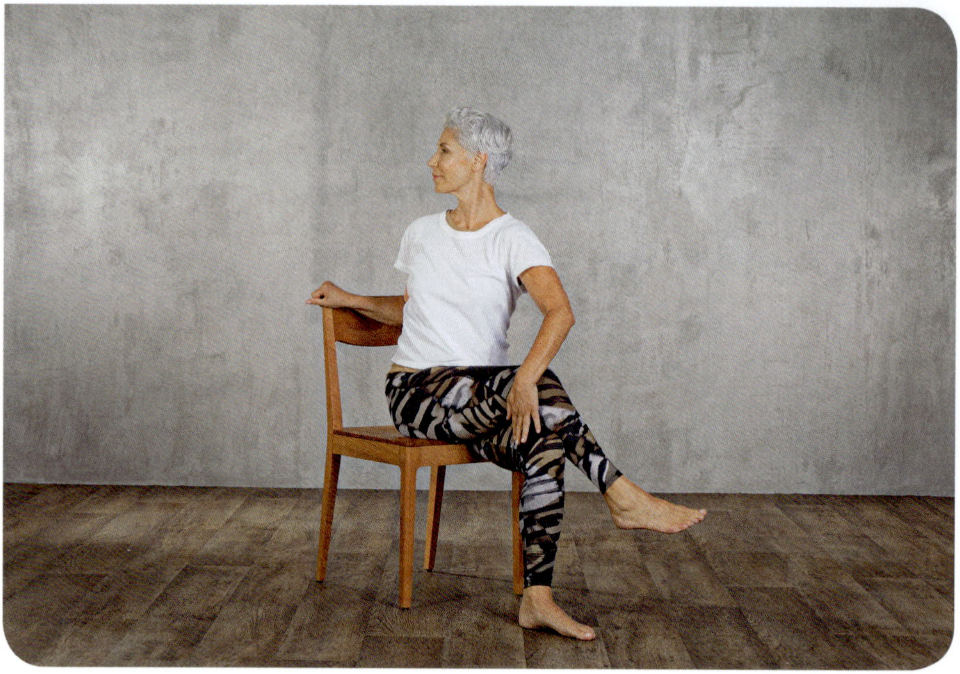

Drehsitz

Schlage das rechte Bein über das linke und greife mit der linken Hand das rechte Knie.

Einatmend zieht der rechte Arm zur Decke, mit der Ausatmung führst du ihn nach hinten. Du kannst die Hand entweder auf der Sitzfläche des Stuhls einige Zentimeter hinter deinem Gesäß/ Steißbein platzieren oder einfach an die Stuhllehne oder den Sitz greifen.

Atme dich hier sanft an deine persönliche »Drehgrenze« heran. Mit jeder Einatmung stellst du dir vor, wie dich jemand an einem imaginären Faden an der Kopfeskrone ein wenig mehr aufrichtet; mit jeder Ausatmung aktivierst du deine beiden unteren Bandhas (Seite 72) und drehst dich dabei vorsichtig weiter auf. Dein Kinn bleibt entspannt über dem Brustbein.

Wenn die Grenze erreicht ist, ein paar Atemzüge halten und dann die Seite wechseln.

Variante: Wenn du die Beine nicht überschlagen kannst, lass sie einfach normal stehen.

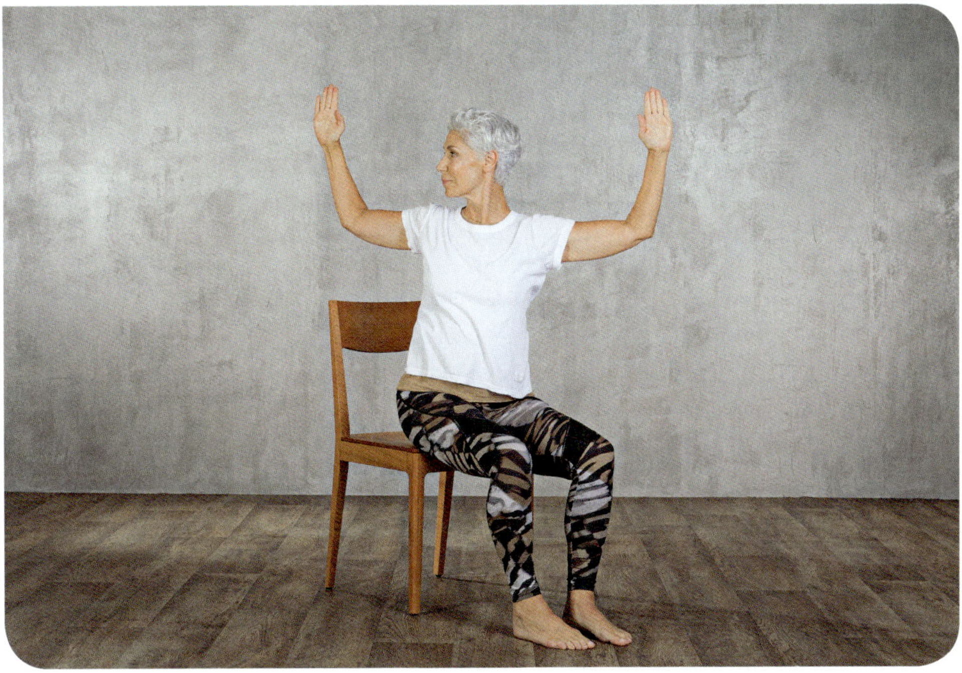

Drehung mit Kaktusarmen

Strecke die Arme auf Schulterhöhe zur Seite und winkele deine Ellenbogen an (Kaktusarme).

Mit der Einatmung ziehst du die Schulterblätter hinten leicht zusammen, ausatmend drehst du dich nach rechts auf. Achte darauf, dass die Drehung aus dem Bereich der Brustwirbelsäule kommt. Ausatmend kommst du zurück zur Mitte.

Wiederhole das einige Male fließend zu beiden Seiten oder halte auch einmal eine Seite ca. fünf bis acht Atemzüge lang.

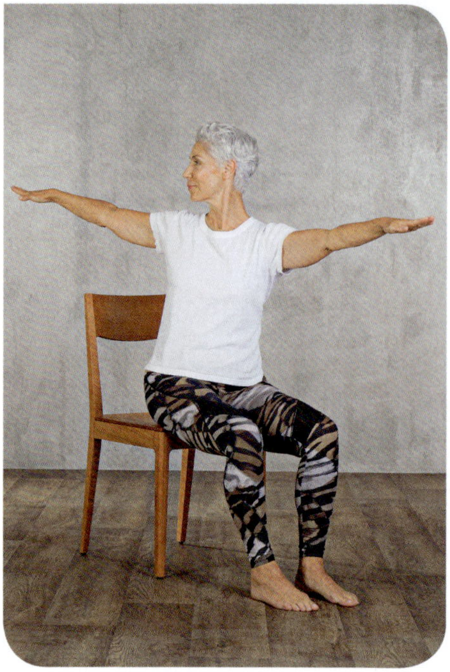

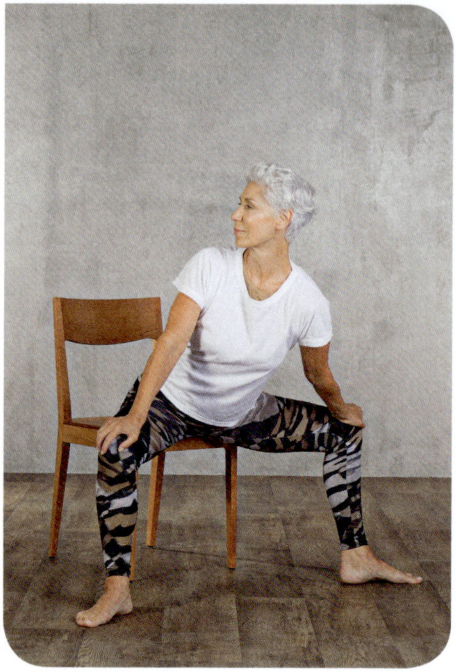

Drehflow

Diese Bewegung kannst du später gut in einen komplexeren »Flow« einbauen. Selbstverständlich kannst du sie aber auch für sich stehend praktizieren.

In der Einatmung ziehst du die Arme ausgestreckt über den Kopf, ausatmend drehst du dich und öffnest die Arme auf Schulterhöhe.

Wiederhole die Übung mehrmals auf beiden Seiten, oder kombiniere sie mit anderen Bewegungen.

Drehung in der Grätsche

Du grätschst sitzend die Beine, so weit es dir möglich ist, und legst die Hände auf die Knie. Der Rücken ist gerade und leicht nach vorne gebeugt. Mit der Ausatmung drehst du zur rechten Seite und nimmst die linke Schulter mit. Blicke dabei über deine rechte Schulter nach hinten. Halte ein paar Atemzüge und wechsele dann die Seite.

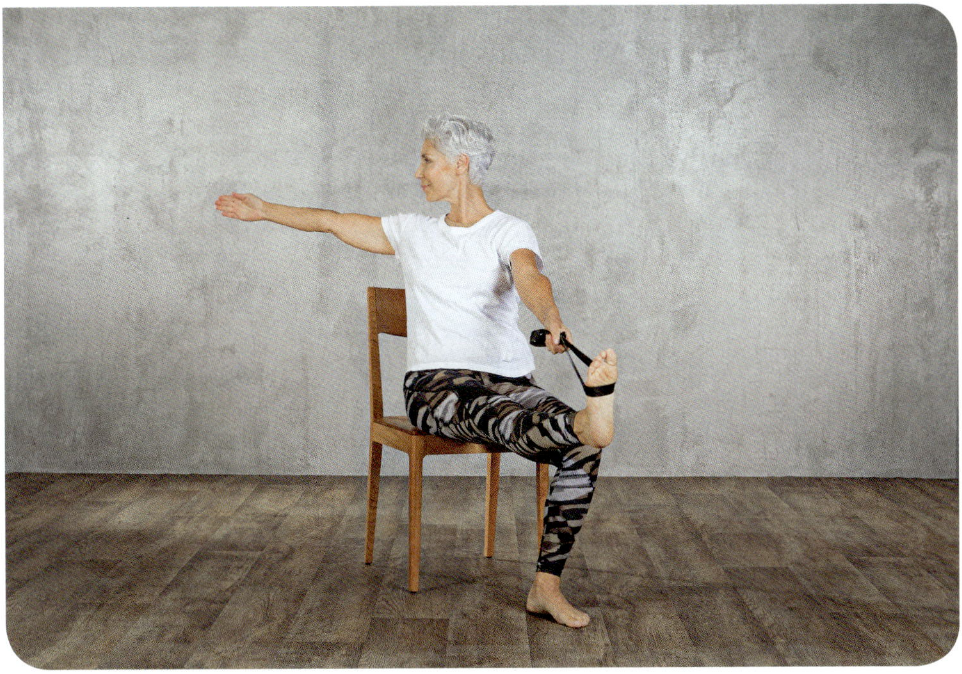

Gedrehte Hand-Fuß-Haltung

Hierfür brauchst du deinen Yogagurt. Du legst den rechten Fuß in den Gurt hinein und streckst das Bein. Greife jetzt mit der linken Hand den Gurt. Mit der Einatmung zieht der rechte Arm nach oben; ausatmend kreist du den Arm weiter nach rechts und öffnest auf Schulterhöhe nach hinten. Halte die Asana zehn tiefe Atemzüge und wechsele dann die Seite.

Gedrehter halber »Stuhl«

Du sitzt mittig auf dem Stuhl und beugst dich mit geradem Oberkörper leicht nach vorne.

Hebe die Arme auf Schulterhöhe, die Handflächen legst du vor dem Oberkörper aneinander. Die Schulter ziehen nach hinten unten, dein Steißbein schwer nach unten. Aktiviere die beiden unteren Bandhas (Seite 72), um den Rücken zu stabilisieren.

Mit der Ausatmung drehst dich zur rechten Seite. Dein linker Ellenbogen ist jetzt am rechten Knie und der rechte Ellenbogen zeigt zum Himmel (1). Die Drehung ein paar Atemzüge halten und dann auf die andere Seite wechseln.

Wenn das zu intensiv ist, bringe in dieser Haltung einfach nur die linke Hand ans rechte Knie und ziehe den rechten Arm schräg nach oben hinten, dein Blick kann folgen. Das kannst du auch in der Variante für Fortgeschrittene so machen.

Variante für Fortgeschrittene: Du kannst bei dieser Übung auch dein Gesäß vom Stuhl abheben, um selbst zum »Stuhl« (so wird diese Yogaübung auch genannt) zu werden (2).

Auf Sanskrit heißt die Haltung »Utkatasana«. Da »utkata« auch mit »kraftvoll« oder mächtig übersetzt wird, wird die Haltung auch gerne »kraftvolle« oder »mächtige« Haltung genannt. Hier wird die gesamte Körpermuskulatur – besonders Beine und Gesäß – gekräftigt.

Die Beine stehen hüfbreit oder, wenn du kannst, auch nah beieinander, sie sind gebeugt. Je tiefer die Beugung ist, desto anspruchsvoller wird die Haltung. Die Knie sollten nicht weiter vorne stehen als die Fußspitzen. Das Gewicht wird also auf die Fersen verlagert, die unteren Bandhas (Seite 72) sind aktiv.

Von hier aus kannst du dich wie in der Vorübung beschrieben zur Seite drehen.

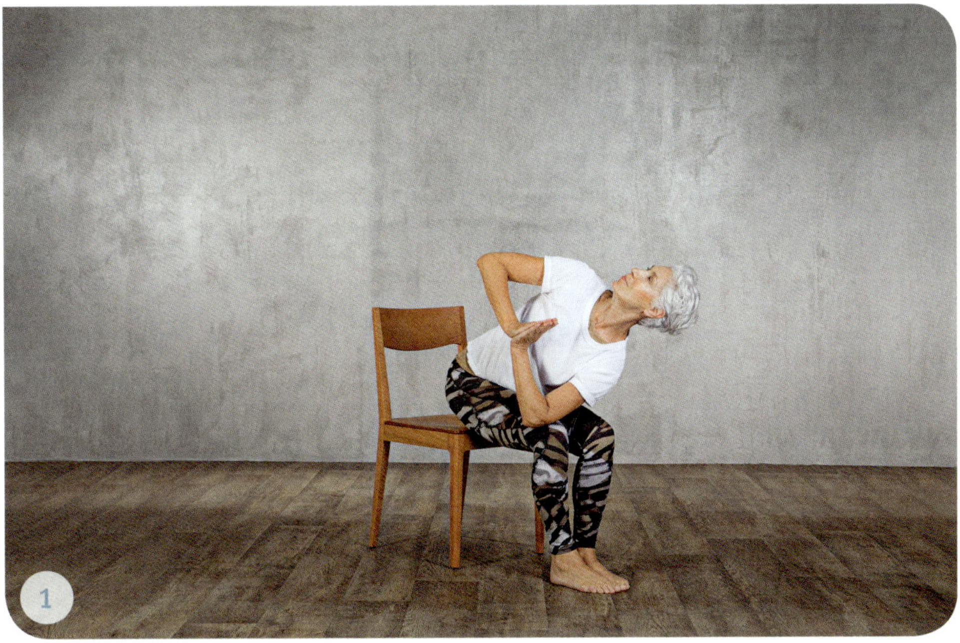
1

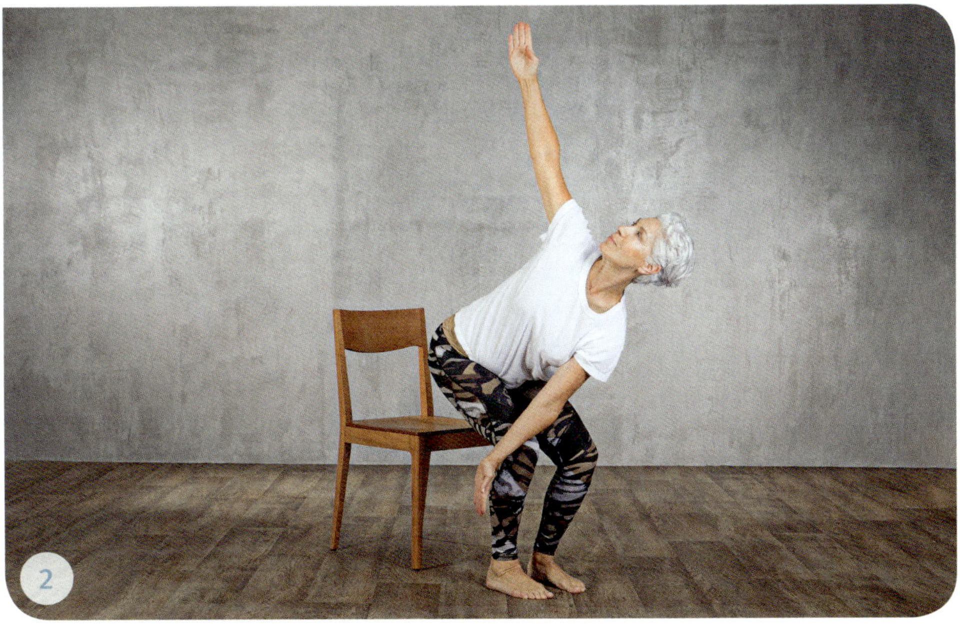
2

Die Bandhas

Das Sanskritwort »bandhas« bedeutet »binden, halten«, »Schloss« oder »Siegel« und bezeichnet spezielle »Körperverschlüsse«, die unser Prana – die Lebenskraft oder -energie – im Körper halten, regulieren und leiten.

Bandhas werden durch eine feine Kontraktion bestimmter Muskeln »gesetzt«. Das ist am Anfang der Yogapraxis gar nicht einfach, aber mit ein wenig Übung wirst du ein Gespür dafür entwickeln und die Bandhas irgendwann automatisch einsetzen.

Durch den gezielten Einsatz der Bandhas schützt du nicht nur den Beckenboden und den unteren Rücken, sondern du richtest damit auch die Wirbelsäule auf und kräftigst wichtige Muskelgruppen. Dein Körperbewusstsein wird gestärkt, das vegetative Nervensystem beruhigt, was wiederum die Konzentrationsfähigkeit erhöht. Auf spiritueller Ebene heißt es, dass der Einsatz von Bandhas das Bewusstsein erhöht und so der Zugang zum inneren Selbst geöffnet wird.

Um die Bandhas richtig einzusetzen und über einen längeren Zeitraum zu halten, sind Konzentration und Ausdauer gefragt.

Es gibt vier Bandhas:

- Mula Bandha – den Wurzelverschluss
- Uddiyana Bandha – die Bauchkontraktion
- Jalandhara Bandha – den Kinn- oder Kehlverschluss
- Maha Bandha – die Zusammenführung der drei Bandhas

Mula Bandha – der Wurzelverschluss

Das Sanskritwort »mula« bedeutet »Wurzel«. Der Wurzelverschluss wird durch eine Kontraktion der gesamten Beckenbodenmuskulatur eingeleitet. Stell dir vor, du müsstest den Harndrang unterdrücken.

Mula Bandha spricht die gesamte Muskelpartie zwischen Anus und Genitalien an. Wenn du kontinuierlich übst, entwickelst du ein Feingefühl für die Kontraktion der Dammmuskeln und trainierst ganz nebenbei den Beckenboden. Das ist übrigens nicht nur für Frauen wichtig: Beckenbodentraining steigert die Potenz.

Du ziehst für Mula Bandha den Beckenboden nach innen und oben und drückst gleichzeitig das Steißbein nach unten und vorne. Das bewirkt, dass dein Kreuzbein nach unten zieht und der untere Rücken an Länge und Stabilität gewinnt. So werden Fehlhaltungen im unteren Rücken vermieden und in Kombination mit Uddiyana Bandha verhindert, dass das Becken nach hinten kippt und du ins Hohlkreuz fällst. In der Schwangerschaft das Üben von Mula Bandha nicht übertreiben!

In den meisten Asanas im Yoga wird Mula Bandha gemeinsam mit Uddiyana Bandha durchgehend aktiviert.

Uddiyana Bandha – die Bauchkontraktion

Uddiyana Bandha stabilisiert den mittleren und oberen Rücken. Um Uddiyana Bandha zu setzen, wird der Unterbauch in der Ausatmung nach innen und der Bauchnabel gleichzeitig schräg nach oben Richtung Wirbelsäule gezogen. Dein Zwerchfell zieht automatisch hoch Richtung Brustkorb und die Bauchorgane werden näher zur Wirbelsäule hingezogen.

Wenn du regelmäßig Uddiyana Bandha praktizierst, stärkst du dich und dein Selbstwertgefühl. Die Verdauung wird anregt, die Bauchorgane massiert und deine Willenskraft wird angekurbelt. In der Schwangerschaft und auch bei Bluthochdruck und Empfindlichkeit im Magenbereich o. Ä. sollte Uddiyana Bandha nicht praktiziert werden.

Jalandhara Bandha – der Kinn- oder Kehlverschluss

Hierfür schiebst du dein Kinn nach vorne Richtung Brust in die Vertiefung zwischen den Schlüsselbeinen, die Nackenwirbel werden dabei langgezogen. Gleichzeitig legst du die Zungenspitze an den Gaumen und saugst die Zunge dann etwas nach hinten. Das Verschließen von Jalandhara Bandha soll verhindern, dass die erzeugte Lebensenergie nach oben entweicht.

Jalandhara Bandha reguliert den Energiestrom zwischen dem Herzen und dem Gehirn. Es hilft dabei, zu entspannen und Stress abzubauen. Der Reiz auf Hals und Kehlkopf kann zu einer ausgewogenen Schilddrüsenfunktion beitragen. Bei Schilddrüsenüberfunktion ist allerdings Vorsicht geboten, ebenso bei Bluthochdruck oder Halsentzündungen.

Maha Bandha – die Kombination

Maha Bandha bedeutet, alle drei Bandhas werden gleichzeitig gesetzt. Es verstärkt die Wirkungen der einzelnen Bandhas und kann als Ganzkörpererfrischung angesehen werden.

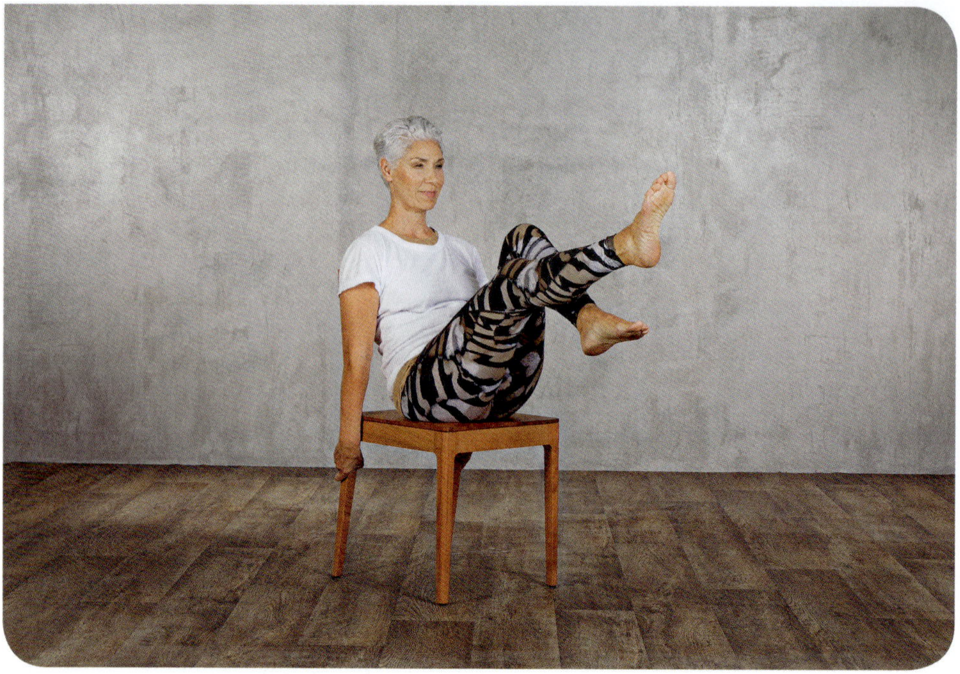

Radfahren

Du setzt dich mittig auf deinen Stuhl und greifst mit den Händen hinter dich an die Stuhllehne, die Sitzfläche oder die Stuhlbeine, wie es für dich passt. Dein Rücken ist gerade. Aktiviere deine beiden unteren Bandhas (Seite 72).

Hebe die Knie etwas an, so dass die Füße den Boden nicht mehr berühren. Strecke abwechselnd ein Bein nach vorne, das andere Knie bleibt angewinkelt. Es fühlt sich an wie Radfahren. Je langsamer und beherrschter du die Bewegungen machst, desto intensiver stärken sie die Mitte. Achte darauf, dass dein Atem nicht stockt.

Mache die Übung anfangs ca. 30 bis 60 Sekunden und spüre nach. Gerne kannst du sie mehrfach wiederholen und mit etwas Routine auch gerne länger radeln.

Tipp: Je mehr du dich bei Körpermitte-Übungen mit geradem Rücken nach hinten lehnst, desto mehr hat deine Mitte zu arbeiten. Achte darauf, dabei nicht ins Hohlkreuz zu fallen und den Rücken gerade zu halten.

Bei akuten Beschwerden kannst du dich auch ganz an die Lehne heraussetzen, um deinen Rücken mehr zu stabilisieren.

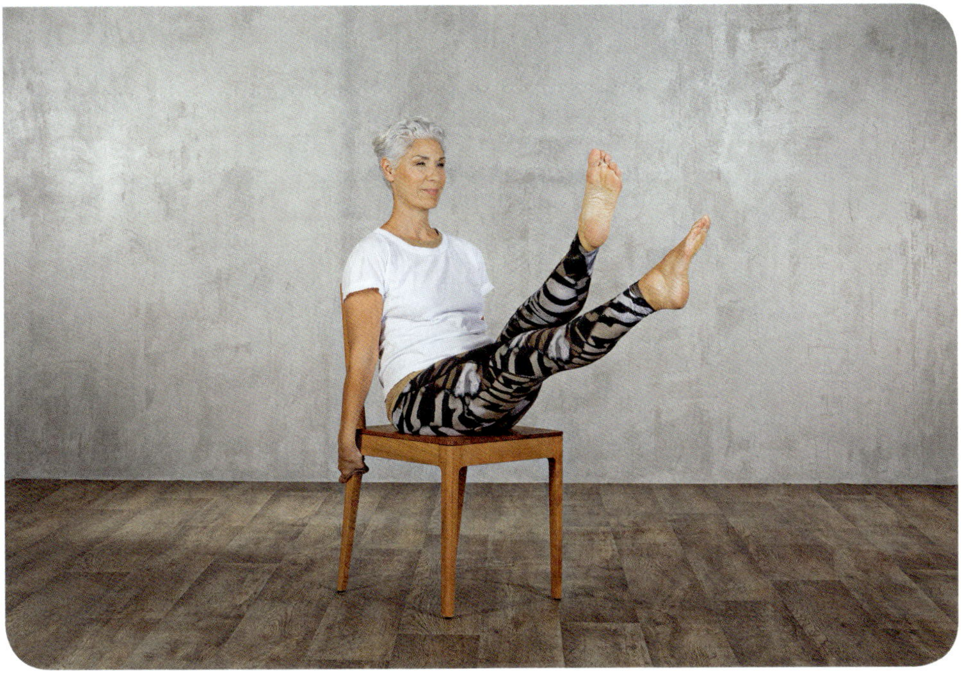

Schere

Setze dich mittig und aufrecht auf deinen Stuhl und greife mit den Händen hinter dich an die Stuhllehne, die Sitzfläche oder die Stuhlbeine. Versuche, deine beiden unteren Bandhas zu aktivieren.

Dann hebe die Beine in der Einatmung etwa auf Höhe der Sitzfläche oder auch etwas höher an. Mit der Ausatmung grätschst du die Beine. Mit der Einatmung bringst du sie wieder zur Mitte und diesmal schert das rechte Bein über das linke. Mache das einige Male im Wechsel.

Je höher du die Beine hebst, desto anstrengender wird es für dein Zentrum.

Tipp: Wenn es dir schwerfällt, bei den Übungen für die Körpermitte nicht ins Hohlkreuz zu fallen, versuche, den Rücken fest an die Stuhllehne zu pressen und ggf. hinter der Stuhllehne die Hände ineinanderzufalten – so stabilisierst du ihn noch etwas mehr und kannst dich vielleicht schon an die fordernden Übungen wagen.

Halbes und ganzes Boot

Beginne das halbe Boot mittig und gerade auf dem Stuhl sitzend mit den Händen hinter dir am Stuhl. Aktiviere die beiden unteren Bandhas. Hebe dann in der Einatmung erst das eine Bein an und halte es fünf bis acht Atemzüge. Ausatmend stellst du das Bein wieder ab und wechselst die Seite.

Für das ganze Boot streckst du beide Beine aus und versuchst, diese Stellung wieder fünf bis acht tiefe Atemzüge (also etwa eine Minute) zu halten (1).

Variante: Gerne kreise ich, während das Bein gestreckt ist, mal ausgiebig das Fußgelenk oder wechsele zwischen Fußstrecken und -anziehen. Eine weitere Variante ist, das ganze gestreckte Bein für ein paar Atemzüge zu kreisen.

Dynamische Bootsvarianten

Du kannst das Boot auch dynamisch praktizieren und entsprechend mit der Einatmung ein oder beide Beine anheben und sie mit der Ausatmung wieder absetzen.

Oder du versuchst es so: Nachdem du ein Bein mit der Einatmung angehoben hast, kannst du es ausatmend zur Seite bringen (2). Das kann pro Seite mehrmals wiederholt werden.

Oder du streckst – wie oben beschrieben – ein Bein mit der Einatmung lang und winkelst in der Ausatmung das Knie an und ziehst es Richtung Nasenspitze. Wenn du eine besondere Herausforderung suchst, probierst du diese Übung mit beiden Beinen.

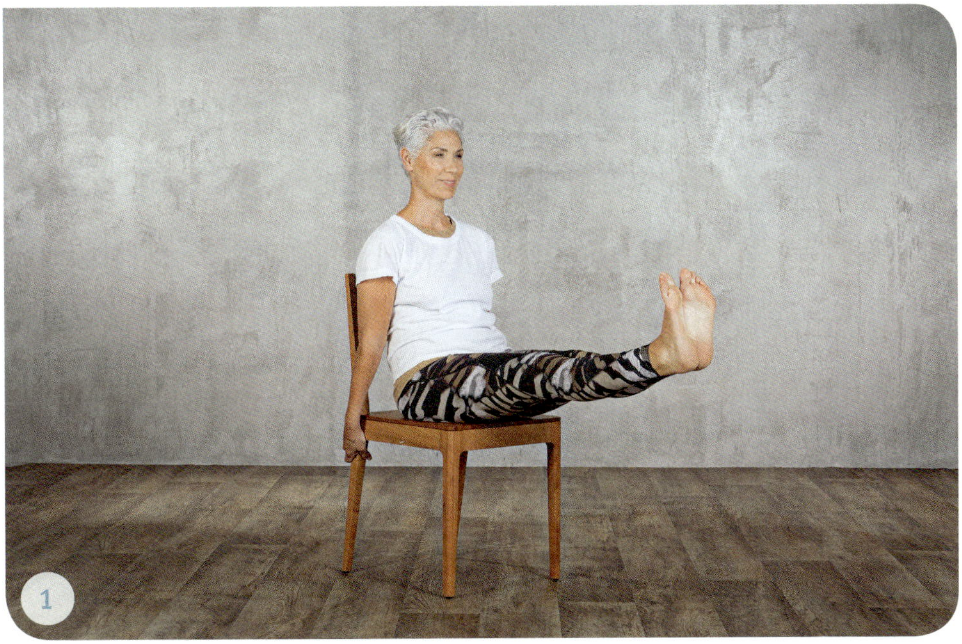

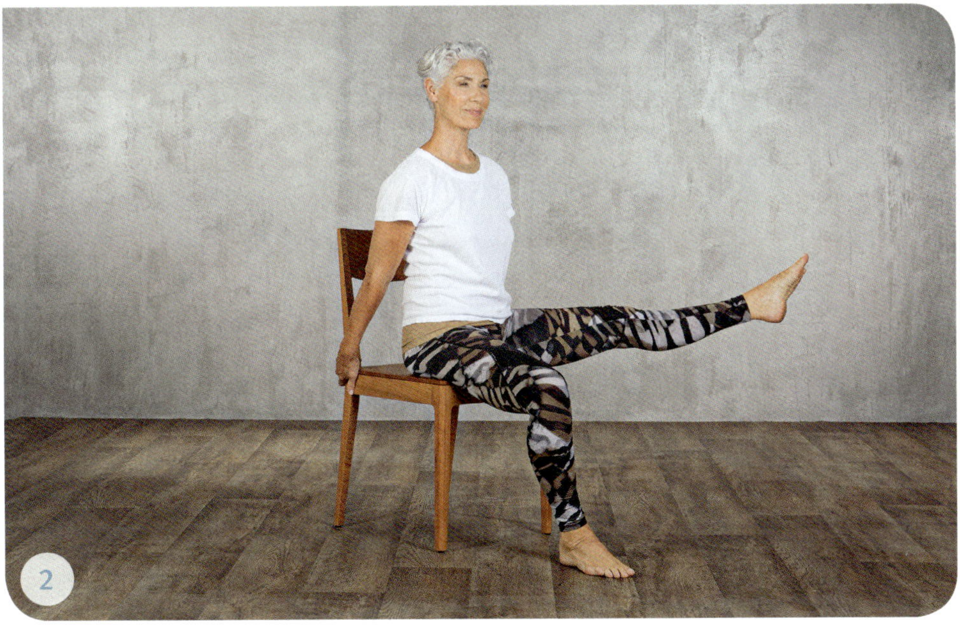

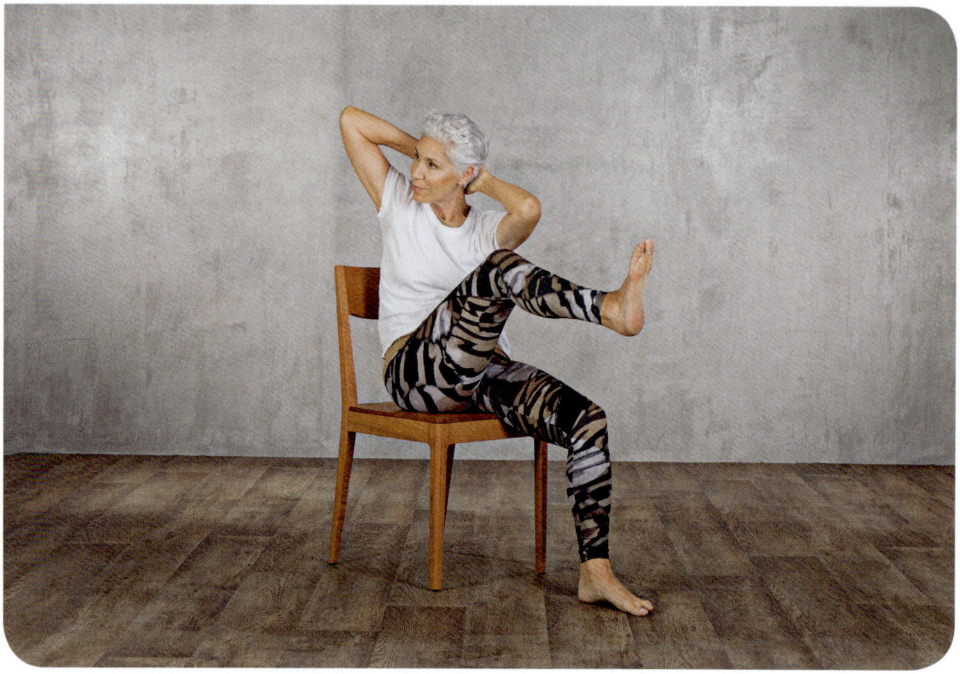

Crunches

Diese Übung stärkt deine schräge Bauch- sowie die Oberschenkelmuskulatur. Du sitzt aufrecht mittig auf dem Stuhl. Verschränke die Hände ineinander und lege den Hinterkopf hinein. Mit jeder Ausatmung ziehst du diagonal Knie und Ellenbogen zueinander, also linkes Knie zum rechten Ellbogen und umgekehrt. Praktiziere das einige Male im Wechsel und dann halte jede Seite ein paar Atemzüge lang.

Variante: Wenn du die geraden Bauchmuskeln beanspruchen willst, legst du die rechte Hand auf den rechten Oberschenkel und hebst das Bein leicht an. Drücke dann Hand und Oberschenkel aneinander und halte diese Stellung für einige Atemzüge. Dann wechsle die Seiten. Du kannst gerne probieren, das Bein nach einer Weile etwas mehr abzuheben, um die Übung etwas zu intensivieren. Übe auf beiden Seiten.

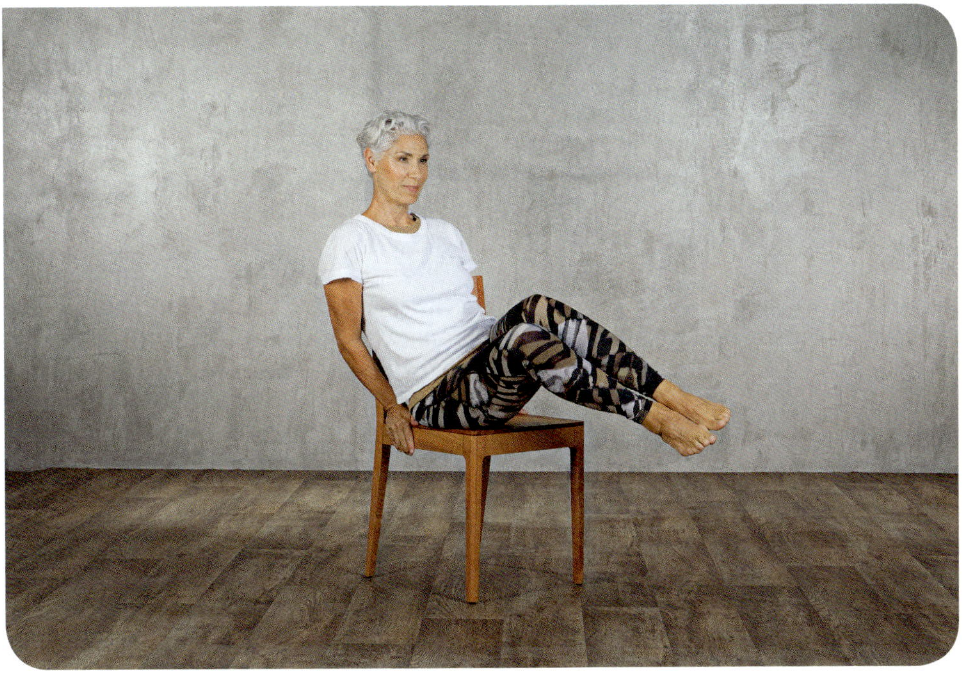

Sanfte Stärkung der seitlichen Baumuskulatur

Lasse aus dem aufrechten Sitz einen Arm Richtung Boden gleiten, dein Oberkörper geht mit. Dann setze dich wieder auf.

Nach fünf bis acht Wiederholungen pro Seite hältst du die seitliche Position erst auf der einen und dann auf der anderen Seite und gibst fünf tiefe Atemzüge lang federnde Impulse.

Variante für Fortgeschrittene: Greife mit den Händen an die Außenkante deines Sitzes. Bringe die Füße zusammen und lasse die Knie zu einer Seite nach außen gleiten. Dann hebst du die Füße vom Boden ab, ziehst die Knie etwas zum Körper und lässt sie wieder sinken, ohne die Füße abzustellen (siehe Bild). Die Wirbelsäule bleibt aufrecht. Fange mit wenigen Wiederholungen an und steigere dich langsam. Zwischendurch immer wieder innehalten und nachspüren. Übe auf beiden Seiten.

Tipp: Du kannst die Übung im Fluss des Atems praktizieren. Versuche, bei der größeren Anstrengung – also dann, wenn du die Beine hochziehst – auszuatmen. Wichtig: Den Atem nicht stocken lassen.

Sitzende Vorbeuge

Die sitzende Vorbeuge gehört zu den wichtigsten und wirkungsvollsten Asanas im Yoga. Eigentlich macht man sie sitzend auf dem Boden, aber wer damit nicht gut zurechtkommt, nimmt sich einfach einen zweiten möglichst gleich hohen Stuhl und ggf. ein Polster oder Kissen sowie einen Gurt als Hilfsmittel.

In der klassischen Vorbeuge arbeitest du mit geradem Rücken und ausgestreckten Beinen. Deine Zehen ziehst du zum Körper hin und die Beine sind möglichst gestreckt.

Einatmend nimmst du die Arme über den Kopf und ziehst die Wirbelsäule lang. Mit der Ausatmung beugst du dich mit geradem Rücken nach vorne und hältst dort an, wo dein Rücken beginnt, sich zu runden.

An diesem Punkt greifst du deine Füße oder die Schienbeine (was eben geht) (1). Alternativ kannst du auch einen Gurt nehmen und um die Fußsohlen spannen – die Enden des Gurtes dienen als Armverlängerung (2).

Diese Position hältst du zunächst ein paar Atemzüge lang und später auch mehrere Minuten. Versuche anfangs, dich mit der Einatmung noch ein wenig weiter vorzuziehen und ausatmend etwas tiefer in die Vorbeuge zu sinken.

Nicht mit den Schultern einfallen – der Brustkorb soll in der klassischen Variante offen bleiben! Dies kannst du unterstützen, indem dein Blick zu den großen Zehen geht.

Diese Variante der Vorbeuge ist super, wenn du die Beweglichkeit deiner Hüftgelenke und die Länge der hinteren Bein- und Gesäßmuskeln verbessern möchtest. Die Wirbelsäule behält so entweder die normale Krümmung oder wird gerade ausgerichtet. Wer an der Beweglichkeit der Wirbelsäule durch das Loslassen der Rückenstrecker arbeiten möchte, praktiziert die Vorbeuge mit rundem Rücken und lässt die extreme Dehnung aus. Hier kannst du dir auch gerne ein Kissen auf den Schoß legen und so die Vorbeuge mal ganz gemütlich etwas länger halten. Wenn du eine Stellung passiv mindestens drei Minuten hältst, beginnen die Faszien zu arbeiten und Verspannungen können sich lösen.

Variante: Wenn kein zweiter Stuhl vorhanden ist, kannst du dich einfach normal auf dem Stuhl sitzend vorbeugen – auch hier musst du ausprobieren, ob der Rücken sich gerade oder gebeugt besser anfühlt, oder am besten beides abwechselnd praktizieren. Die Beine können hier auch gerne lang nach vorne ausgestreckt sein, die Füße/Fersen sind am Boden.

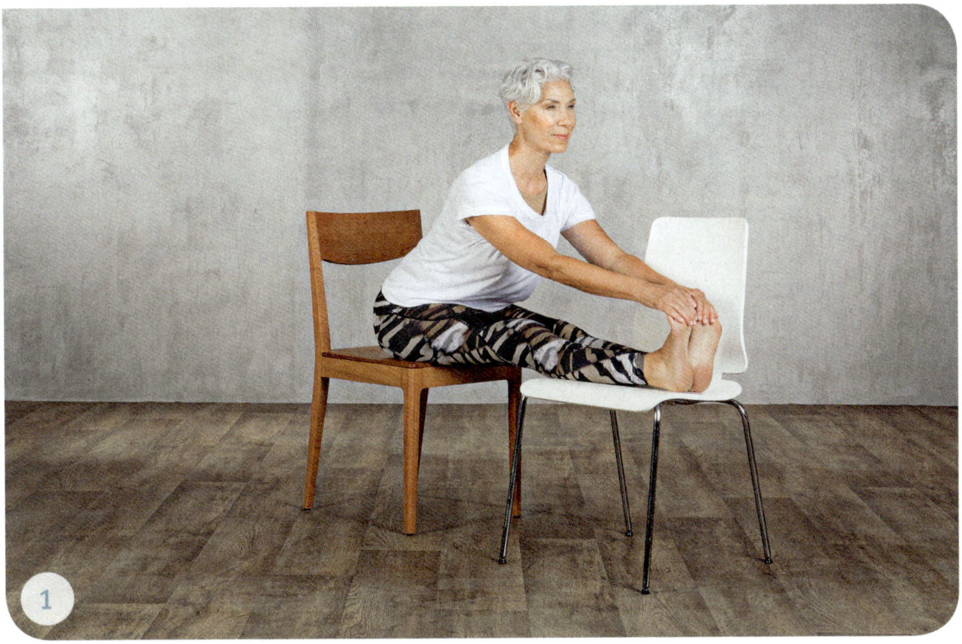

1

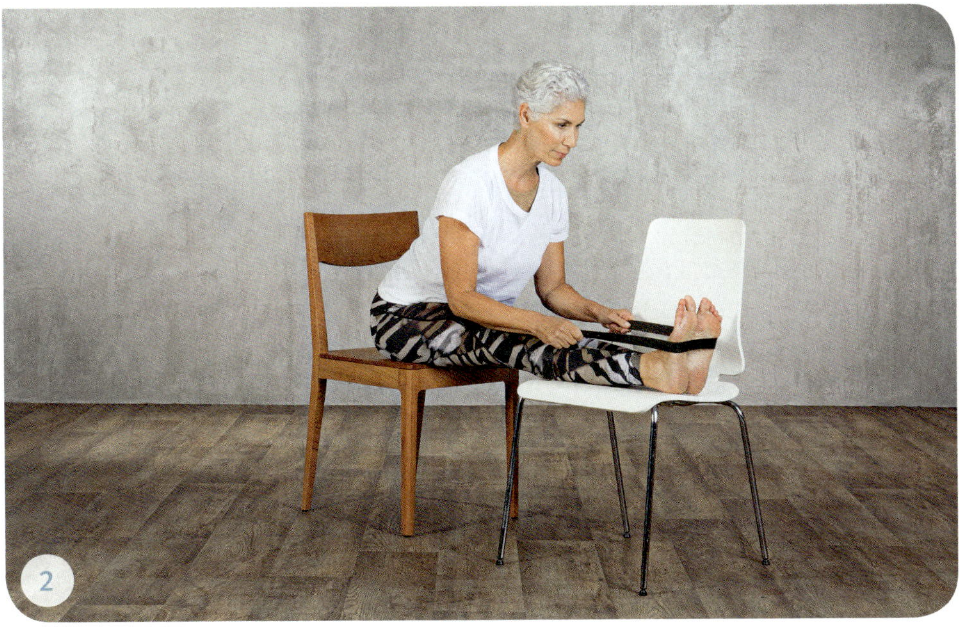

2

Einbeinige Vorbeuge

Die einbeinige Vorbeuge wird auch »Kopf-zu-Knie-Pose« genannt und ist der sitzenden Vorbeuge in der Wirkung sehr ähnlich. Hier wird nur ein Bein gestreckt und das andere angewinkelt. In der klassischen Variante auf dem Boden wird dadurch die Hüfte zusätzlich geöffnet.

Bei der sitzenden Übungsvariante legst du ein Bein auf dem gegenüberstehenden Stuhl ab, das andere Bein bleibt entweder nach vorne ausgerichtet stehen oder du bringst es etwas mehr nach außen, so dass auch hier die Hüfte leicht geöffnet ist. Probiere vorsichtig aus, was deinem Körper guttut.

Auch hier bleibt der Rücken gerade und das Bein gestreckt, die Zehen sind zum Körper gezogen. Einatmend nimmst du die Arme über den Kopf und ziehst die Wirbelsäule lang. Mit der Ausatmung beugst du dich mit geradem Rücken nach vorne. Stoppe die Bewegung, wenn dein Rücken beginnt, sich zu runden.

Fasse deinen Fuß oder das Schienbein (1), oder hilf dir mit dem Yogagurt um die Fußsohle (2). Halte die Position einige Atemzüge, später auch länger. Versuche anfangs, dich mit der Einatmung noch ein wenig weiter vorzuziehen und ausatmend etwas tiefer in die Vorbeuge zu sinken. Dann wechsele die Seiten.

Es kann gut sein, dass dir die Übung auf einer Seite leichter fällt als auf der anderen. Das ist völlig normal und hängt meistens mit der mangelnden Balance zusammen, die durch falsche Haltung und falsche Bewegungen entsteht. Genau darum ist es so wichtig, immer beide Seiten zu üben. Wenn wir am Ball bleiben, pendeln wir uns wieder mehr ein.

Variante: Wie die sitzende Vorbeuge kann diese Variante auch mit rundem Rücken geübt werden – probiere es einfach aus.

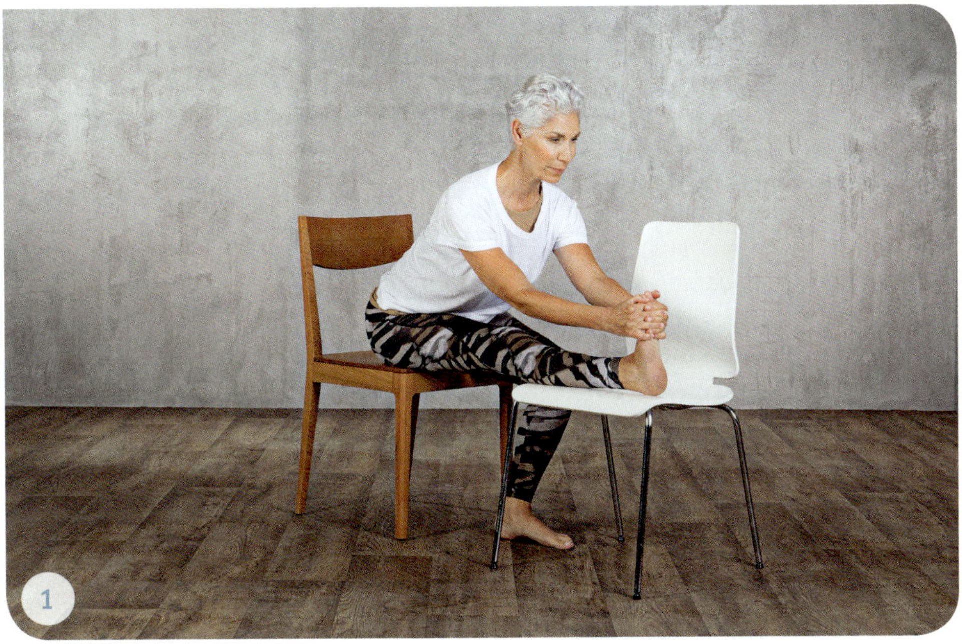

1

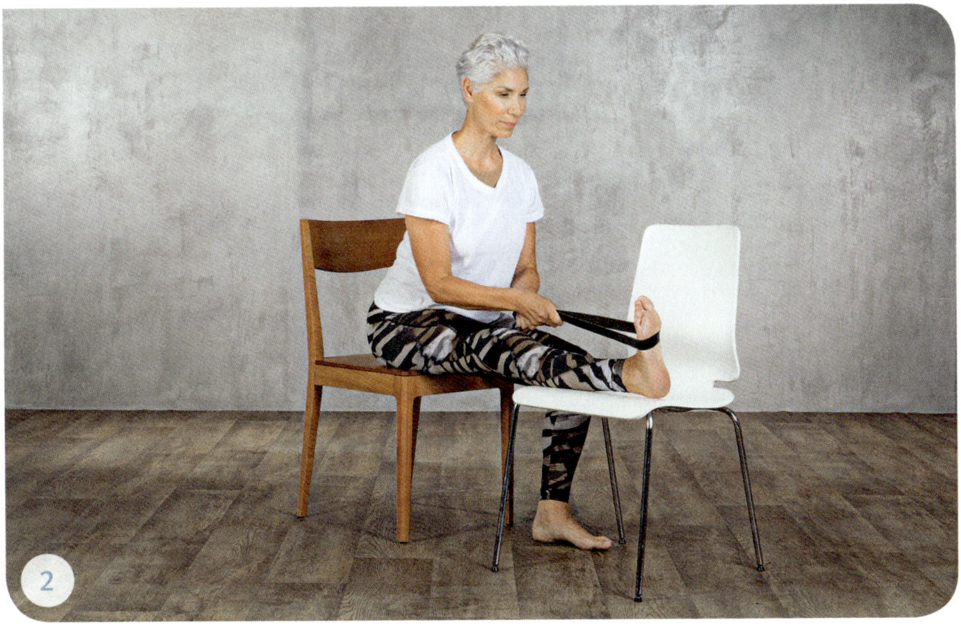

2

Die Stellung des Kindes

Die Kindshaltung auf dem Stuhl ist genau genommen eine entspannte Vorbeuge mit rundem Rücken.

Diese Position ist mehr als nur eine Ruhepause. Sie hilft dabei, dir selbst näher zu kommen und das Urvertrauen wiederzuerlangen. Du gibst dich dem völligen Nichtstun hin und findest dadurch immer mehr inneren Frieden und ganz viel Ruhe für Körper und Geist.

Auf dem Stuhl sitzend beugst du dich einfach nach vorne und versuchst, die Stirn auf deinen Knien abzulegen. Die Arme wandern am Körper vorbei gestreckt nach hinten und werden auf der Sitzfläche des Stuhls abgelegt (1). Du kannst dir bei Bedarf eine Decke oder ein Kissen zwischen Stirn und Knie legen oder einfach die Arme mit nach vorne nehmen und den Kopf darauf ablegen (2). Vielleicht fühlt es sich für dich besser an, ein dickes Kissen unter dem Oberkörper zu platzieren oder die Beine etwas weiter auseinanderzunehmen. Wichtig ist es, eine Pose zu finden, in der du dich wirklich wohlfühlst! Es sollte ein Gefühl der Sicherheit und Geborgenheit aufkommen.

Die Stellung des Kindes ist eine Entspannungs- und Ausgleichspose, die du jederzeit während einer Yogapraxis einnehmen kannst. Versuche, tief und bewusst in die Rückseite des Körpers zu atmen. Das wirkt sehr entspannend und erleichtert das Loslassen noch mehr. Der Rücken wird in dieser Haltung sanft, aber effektiv gedehnt. die Asana wirkt ungemein regenerierend und erholsam.

Wenn du eher unruhig bist, gerne gelegentlich mit der Tür ins Haus fällst und Veränderungen schwerer annehmen kannst, wirst du mit den Vorbeugen wahrscheinlich anfangs deine Schwierigkeiten haben. Aber gerade dann sollten wir sie üben. Sie erfordern Geduld und helfen dabei, unsere Widerstände im Leben aufzulösen. Abgesehen davon sind sie auch auf körperlicher Ebene eine Wohltat.

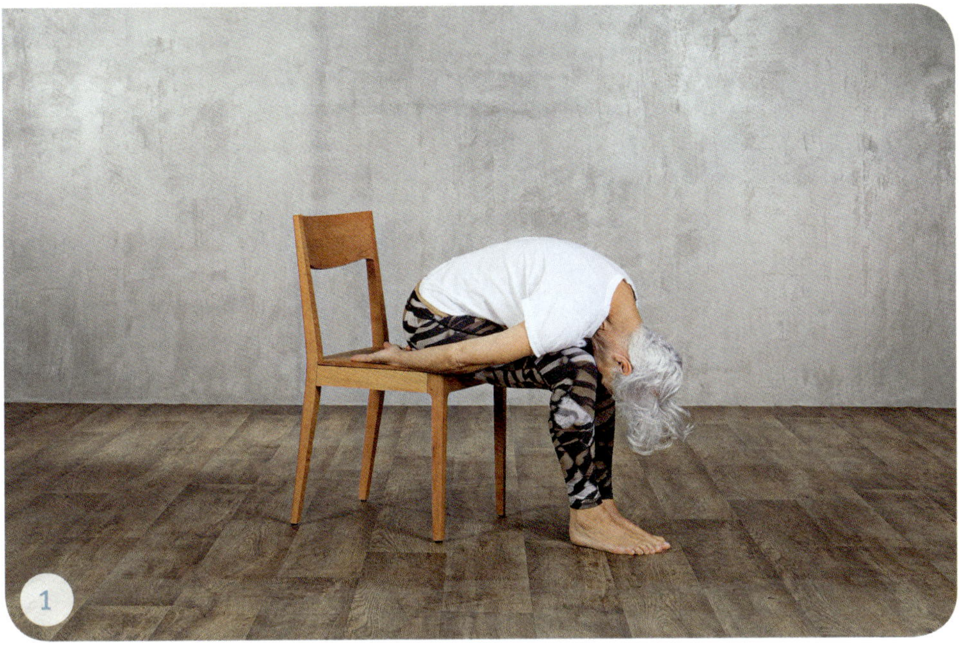

1

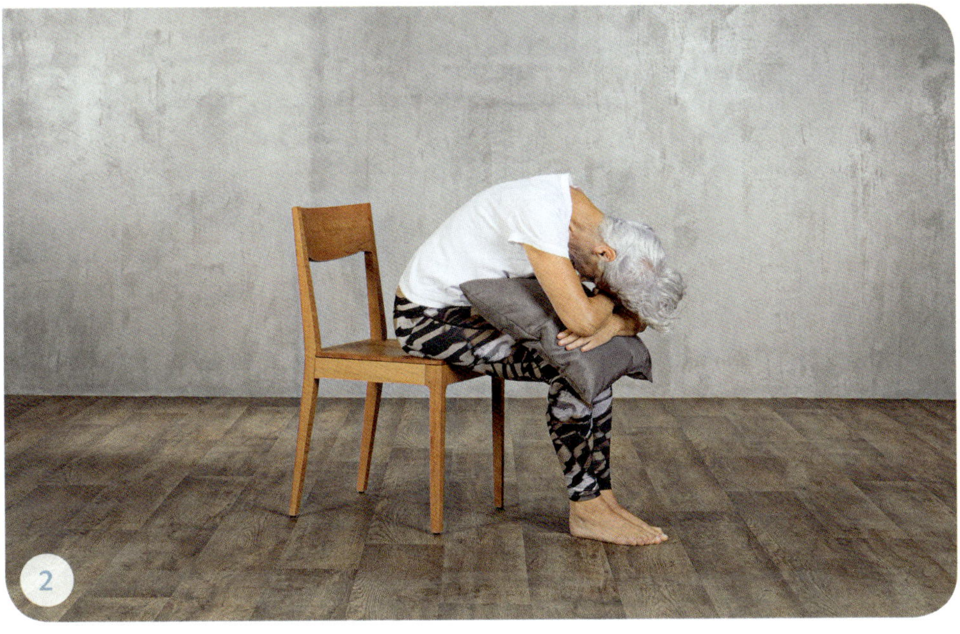

2

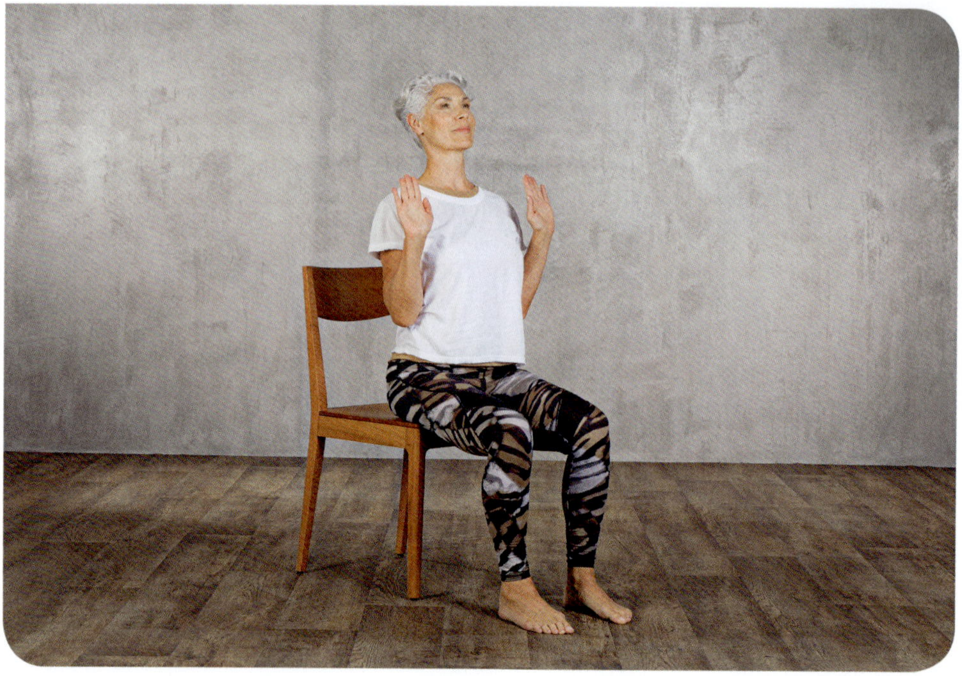

Kobra

Für die Kobra setzt du dich aufrecht und mittig auf den Stuhl ohne Anlehnen. Winkele die Ellenbogen an und halte sie eng am Körper, die Handflächen zeigen nach vorne. Die Füße sind gut geerdet, dein Steißbein sinkt tief und du aktivierst die beiden unteren Bandhas (Seite 72).

Rolle die Schultern leicht über oben nach hinten und ziehe die Ellenbogen zurück und die Schulterblätter zusammen. Hebe dein Brustbein an, dein Blick geht schräg nach oben. Achte darauf, dass du den Nacken nicht verspannst. Halte die Dehnung einige tiefe Atemzüge lang.

In der Kobra stärkst du nicht nur den großen Rückenmuskel, sondern auch dein Selbstvertrauen.

Du kannst während der Übung in den Herzraum atmen, das intensiviert die Herzöffnung.

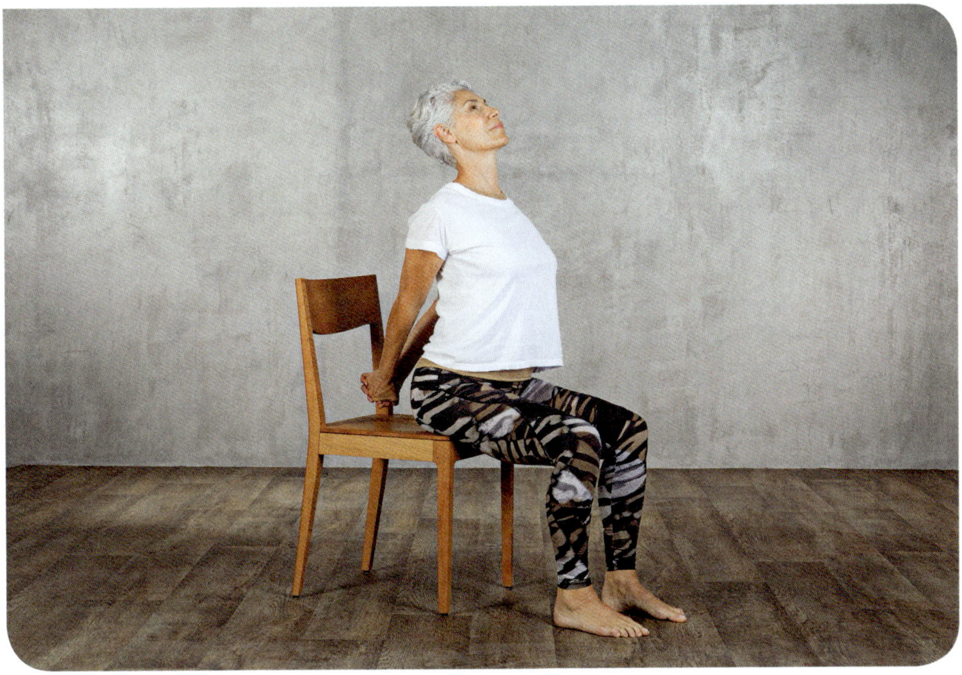

Heuschrecke

Setze dich in die Bergposition (Seite 60). Mit der Einatmung kreist du die Arme über die Seiten Richtung Himmel und bringst die Handflächen zusammen. Ausatmend bringst du die Handrücken aneinander. Dann löst du die Hände voneinander und kreist die Arme hinter den Rücken. Verschränke die Hände ineinander.

Rolle noch einmal die Schultern über oben nach hinten, die Schulterblätter ziehst du wieder leicht zusammen. Zieh die Arme leicht vom Körper weg und richte den Blick – wenn es angenehm ist – schräg nach oben. Achte auf den Nacken und überstrecke dich nicht. Halte die Dehnung wieder einige Atemzüge, wenn du geübt bist, auch länger.

Sollte die Haltung für die Schultern zu intensiv sein, einfach die Arme geöffnet halten und die Handfläche nach außen zeigen lassen.

Variante: Wer mag, beugt sich nach ein paar Atemzügen nach vorne und streckt die Arme hinter dem Rücken, so weit es geht, Richtung Himmel. Auch hier einige Atemzüge verweilen, lösen und in der Kindshaltung nachspüren.

Tisch am Stuhl

Die Übung hat Ähnlichkeiten mit mehreren Yoga-Asanas: dem Tisch, aber auch mit dem Bogen und auch ein wenig mit dem ganzen Rad, einer sehr anspruchsvollen Rückbeuge. Du brauchst etwas Kraft und gesunde Handgelenke. Solltest du merken, dass dir die Stabilität fehlt, kannst du mit den stärkenden Übungen für die Handgelenke arbeiten.

Du beginnst wieder in der Berghaltung (Seite 60), richtest dich aus und legst die Hände links und rechts hinter dem Gesäß auf die Sitzfläche. Die Fingerspitzen zeigen nach vorne. Sollte sich das nicht gut anfühlen, greife mit den Händen den Sitz. Die Fußsohlen sind – wie immer – gut geerdet. Achte wieder auf eine Aktivierung deiner Bandhas (Seite 72).

Mit dem Einatmen hebst du den Brustkorb an; ausatmend wieder lösen. Wiederhole das einige Male; wenn du dich sicher fühlst, dann hebe mit der Einatmung das Becken an und löse dein Gesäß vom Stuhl (1). Mit der Ausatmung wieder absetzen.

Praktiziere die Übung einige Male dynamisch, dann kannst du die Position gerne einige Atemzüge lang halten. Versuche hierbei, das Becken so hoch wie möglich zu halten und den Brustraum zu öffnen. Wenn es der Nacken erlaubt, kannst du den Kopf nach hinten legen, so dass der Blick nach oben und vielleicht sogar etwas hinten gerichtet ist. Wenn du noch nicht so gelenkig bist, einfach das Becken nicht so weit anheben und den Kopf nach vorne gerichtet lassen.

Variante für Fortgeschrittene: Wenn du dich im Tisch wohl fühlst, strecke mit der Einatmung das rechte Bein (2) und lasse es ausatmend wieder sinken. Tue das abwechselnd auf beiden Seiten oder halte alternativ jede Seite fünf bis acht Atemzüge.

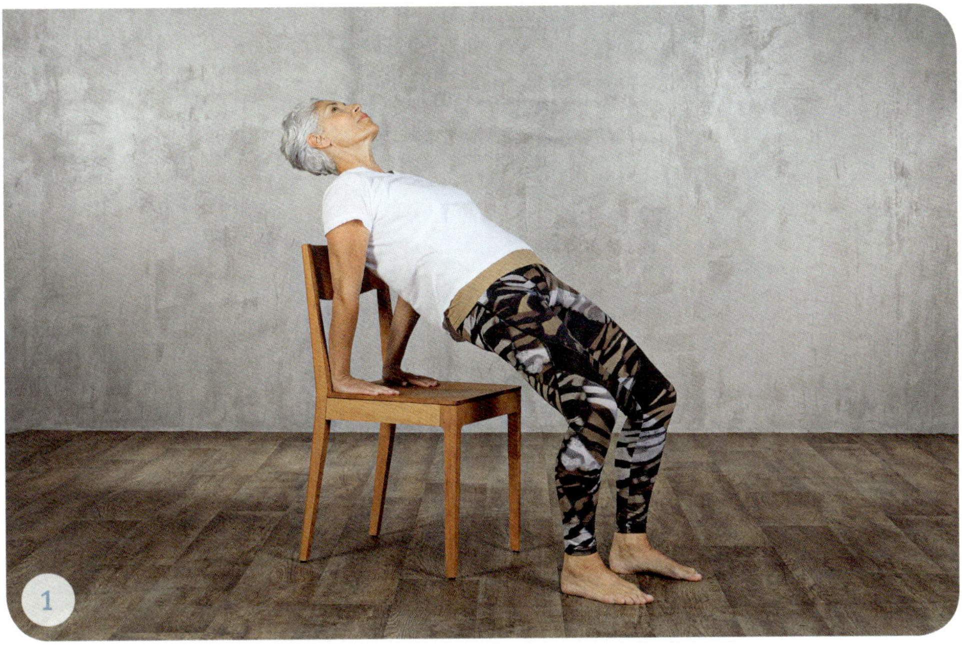
1

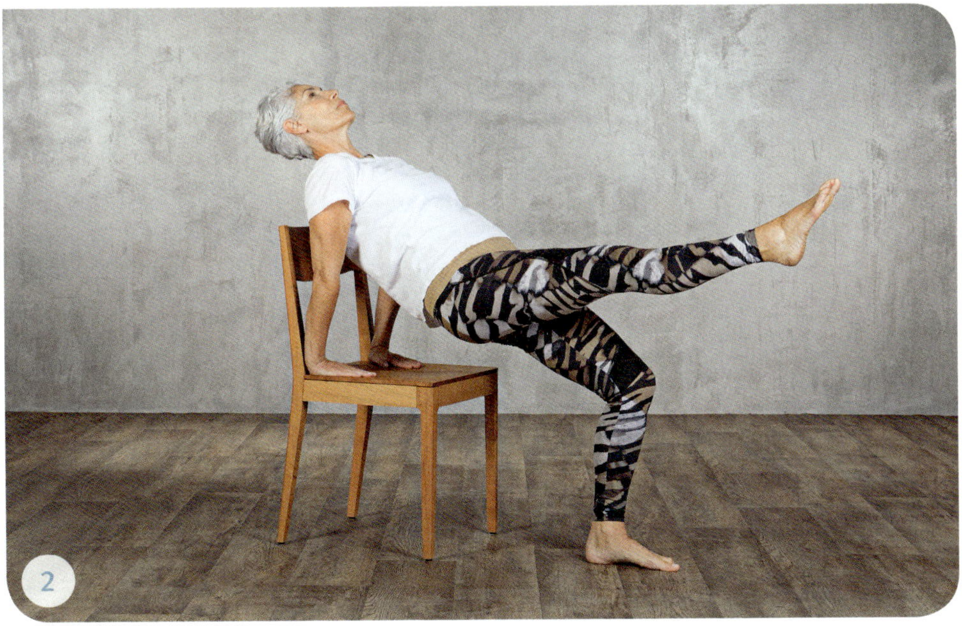
2

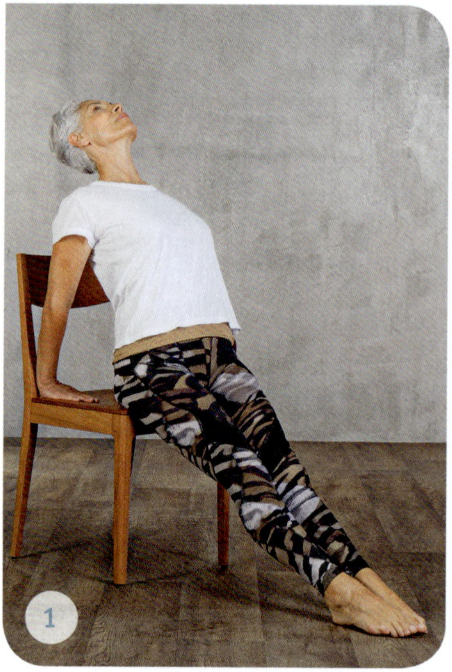

1

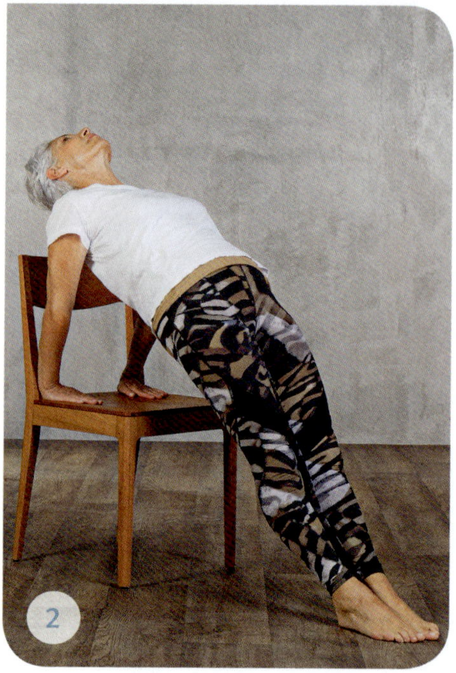

2

Fisch

Diese Übung ist dem Tisch mit Stuhl sehr ähnlich, sie ist nur noch ein wenig intensiver. Dem Fisch werden vielfältige Wirkungen zugeschrieben. Er harmonisiert die Schilddrüse und entspannt verspannte Schulter und Rückenmuskeln. Und wie alle Rückbeugen wirkt der Fisch auch einem Rundrücken entgegen. Zudem wird die Nierentätigkeit angeregt. Der Fisch gibt uns ein Gefühl der Freiheit, der Offenheit und der Freude.

Setz dich für diese Übung an die vorderste Kante der Sitzfläche des Stuhls. Statt die Knie anzuwinkeln, streckst du beim Fisch die Beine lang nach vorne aus, die Fußsohlen sind geerdet. Wenn du hier »nur« das Herz öffnest und – wenn möglich – den Kopf nach hinten nimmst, kommt die Position dem »Original-Fisch« schon sehr nah (1). Versuche hier auch, die Schulterblätter zueinanderzubringen. Halte ein paar Atemzüge lang, löse und spüre nach.

Wer noch einen Schritt weiter gehen möchte, der hebt das Becken an (2). Auch hier auf den Nacken achten. Wenn du Probleme in diesem Bereich hast, lege den Kopf nicht zu weit nach hinten.

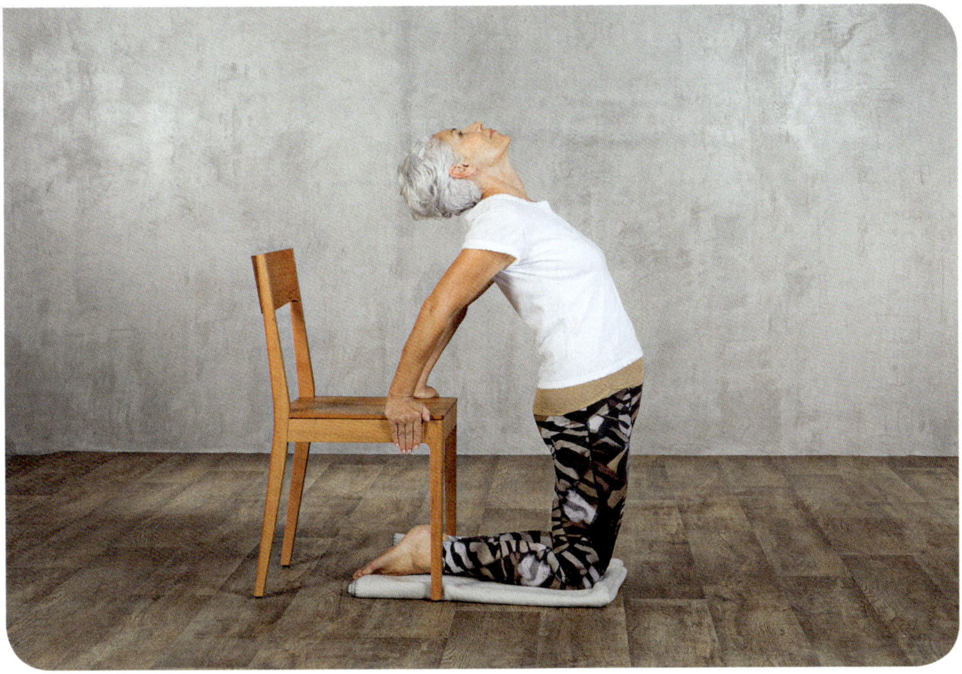

Kamel am Stuhl

Du kniest dich vor den Stuhl, den Blick vom Stuhl weg, die Beine sind leicht geöffnet. Wenn du empfindlich bist, kannst du dir einfach eine Decke unter die Knie legen.

Richte dich vorsichtig auf und lege deine Handballen auf dem Stuhl ab. Du kannst auch die Sitzfläche mit den Fingern umfassen, wenn du dich so sicherer fühlst.

Von hier aus lehnst du dich langsam zurück und öffnest mit der Einatmung das Herz. Wenn es der Nacken erlaubt, geht der Blick wieder nach oben Richtung Himmel.

Halte diese Position fünf bis acht tiefe Atemzüge lang und komme dann vorsichtig wieder heraus.

Die Yamas und die Niyamas

Die Yamas und Niyamas sind die ersten beiden Punkte des achtgliedrigen Yogapfades von Patanjali, dem der Yogi folgt.

Die Yamas und Niyamas werden gerne mit den 10 Geboten des Evangeliums verglichen, wobei ich das Wort „Gebote« oder gar »Gesetze« nicht sehr passend finde. Wir können sie als freundliche Empfehlungen sehen und für uns selbst entscheiden, wie und in welcher Form wir sie annehmen können und wollen.

Sie bauen aufeinander auf und greifen gleichzeitig ineinander. Jeder empfindet sie anders und daher ist es auch wichtig, selbst Prioritäten zu setzen und zu entscheiden, welches Thema für einen selbst in der augenblicklichen Situation relevant ist. Jeder Mensch muss für sich seinen ganz eigenen Weg finden. Und wir werden immer mal wieder feststellen, dass wir uns verpuzzelt haben und einige Teile neu sortieren müssen. Dann machen wir eine Pause, atmen tief durch und finde einfach die Teile, die besser passen.
Welches Bild dabei am Ende herauskommt, hat jeder von uns selbst in der Hand, und zwar jeden Tag aufs Neue! Denn es gibt keinen Weg zum Glücklichsein – Glücklichsein ist der Weg!

1. Glied: Die Yamas

Bei den fünf Yamas handelt es sich um fünf Verhaltensgebote für den rücksichtsvollen Umgang mit anderen Menschen und der Umwelt.

Ahimsa = Gewaltlosigkeit/Friedfertigkeit
Das erste Yama besagt, dass wir behutsam und überlegt mit allen lebendigen Wesen umgehen sollen. Das schließt auch uns selbst mit ein. Hierfür solltest du eine tiefgreifende Sensibilität entwickeln. Das bedeutet, Rücksichtnahme, Behutsamkeit, Mitgefühl, Gewaltlosigkeit, Wahrhaftigkeit und Aufrichtigkeit allem Lebendigen gegenüber zu praktizieren.

Satya = Wahrhaftigkeit
Das zweite Yama besagt, authentisch in Wort, Geste und Ausdruck zu sein und nicht zu lügen.

Asteya = Nicht stehlen
Dieses Gebot gilt nicht nur für Gegenstände, sondern lässt sich auch auf Gedanken und Worte übertragen.

Brahmacharya = Maß halten
Das vierte Yama möchte dazu auffordern, das rechte Maß in allem zu halten. Abhängigkeiten und Extreme können dazu führen, dass Denken und Handeln vollständig von ihnen bestimmt werden. Dies gilt es zu vermeiden.

Aparigraha = Nicht horten
Das letzte Yama verweist darauf, dass wir uns auf das Wesentliche konzentrieren sollten. Es möchte daran erinnern, sich in (Besitz-)Bescheidenheit zu üben und mehr im Sein verankert zu sein als im Haben. Die Fähigkeit, sich von Erwartungshaltungen zu lösen, sollte zudem entwickelt werden.

2. Glied: Die Niyamas

Während die Yamas Verhaltensregeln für den Umgang mit dem Außen aufzeigen, verweisen die fünf Niyamas auf den Umgang mit dem Selbst.

Shauca = Reinheit
»Shauca« bedeutet »Reinheit«. Dieses Niyama bezieht sich nicht nur auf die das äußere Erscheinungsbild betreffende und die durch eine gesunde, ethisch einwandfreie Ernährungsweise bedingte innere Sauberkeit. Eine ebenso wichtige Komponente stellt die geistige Reinheit dar. Sie entsteht durch die kontinuierliche Auseinandersetzung mit den Gedanken, das Üben in Rücksichtnahme und eine regelmäßige Praxis.

Sam(n)tosha = Zufriedenheit
Das zweite Niyama fordert dazu auf, Zufriedenheit mit dem zu entwickeln, was einem auf geistiger, körperlicher und materieller Ebene gegeben ist. Die persönlichen Lebensumstände anzunehmen, bedeutet keine Gleichgültigkeit dem Leben gegenüber. Dankbarkeit und Bescheidenheit in Bezug auf die Gegenwart schließt das Streben nach Entwicklung und persönlichem Wachstum nicht aus.

Tapas = Selbstdisziplin
Tapas steht für Selbstdisziplin und Willenskraft. Es äußert sich als innere Hitze, welche sich nach außen hin als Verlangen, Ausdauer und Leidenschaft zeigt. Durch Selbstdisziplin und Willenskraft können sich Hindernisse im physischen sowie im energetischen Körper lösen.

Svadhyaya = Selbststudium, Selbstreflexion
Das vierte Niyama bezieht sich auf das stetige Studieren und die Auseinandersetzung mit den Schriften. Dieses Gebot beinhaltet auch das Reflektieren eigener Grenzen und Möglichkeiten.

Ishvara Pranidhana = »Vertrauen« in etwas »Höheres«
Ishvara Pranidhana ist das »Vertrauen« in etwas »Höheres«, was gleichzeitig die Anerkennung eigener Grenzen voraussetzt. Vertrauen in diese höhere Kraft zu setzen und sich von dieser leiten und tragen zu lassen, ist dabei von großer Bedeutung.

Krieger I

Du beginnst wieder in der Bergposition (Seite 60), diesmal seitlich auf dem Stuhl sitzend. Wende dich nach links; das linke Bein bleibt in der Position, das rechte nimmst du etwas zurück, entlang der Sitzfläche des Stuhls – es sieht aus wie eine Schrittstellung. Du sitzt jetzt auf der linken Gesäßhälfte und dem linken Oberschenkel, beide Knie sind angewinkelt, Hüfte und Knie des rechten Beins stehen in etwa übereinander. Du stützt dich rechts auf den Zehenballen ab. Achte darauf, dass du deine Basis gut stabilisierst, die Muskeln der Beine sollten angenehm zu spüren sein und auch deine Mitte ist aktiviert (Bandhas, Seite 72).

Wenn du dich sicher fühlst, nimmst du bei der nächsten Einatmung die Arme gerade und parallel nach oben, die Schultern bleiben weg von den Ohren (1). Deine Handflächen zeigen zueinander. Wenn du magst, dann lehne den Kopf leicht zurück und schaue auf deine Hände. Lasse den Atem ruhig fließen und halte die Position mehrere Atemzüge, bevor du die Seite wechselst.

Variante: Wenn du dich nicht so sicher fühlst, dann greife mit einer Hand die Lehne des Stuhls, um dich zu stabilisieren.

Gedrehter Krieger

Wenn dir der Krieger schon gut gelingt, dann versuche, dich dabei zu drehen, und zwar zur Stuhllehne hin. Die Arme können nach oben oder auf Schulterhöhe zur Seite ausgestreckt sein; gerne kannst du die Haltung auch stabilisieren, indem du mit den Händen an die Außenkante der Stuhllehne greifst (2).

Halte den gedrehten Krieger einige Atemzüge lang und komme dann langsam wieder aus der Haltung heraus in die Bergposition. Nimm dir immer etwas Zeit zum Nachspüren.

Praktiziere die Übung immer zu beiden Seiten.

Tipp: Die Kriegerpositionen stärken deine Arm-, Bein-, Rücken- und Gesäßmuskulatur sowie die Fußknöchel und Knie. Da dein Brustkorb in diesen Asanas weit geöffnet ist, kann der Atem tief und gleichmäßig fließen.

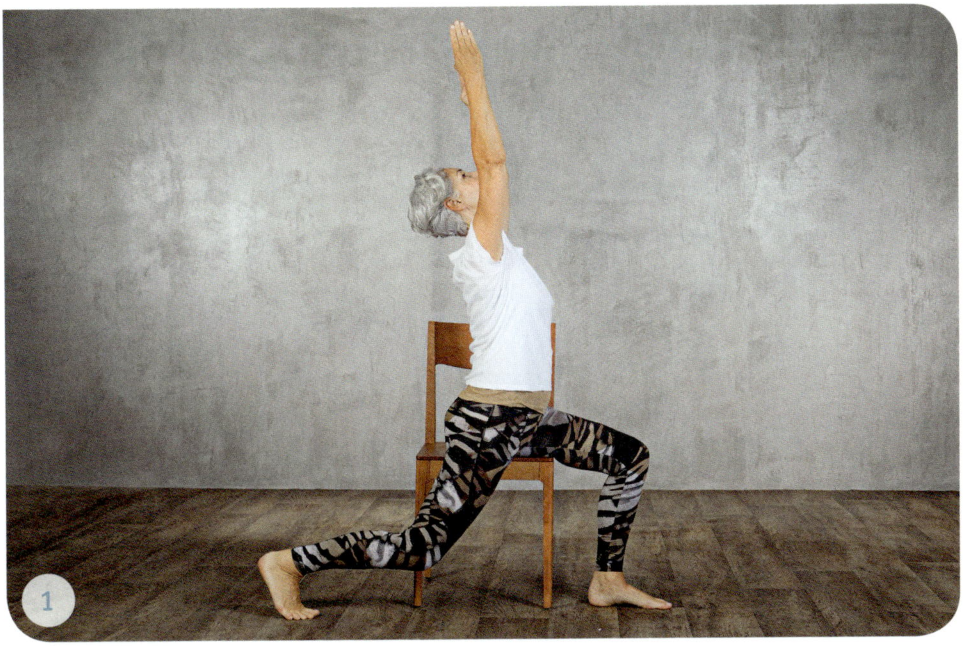

1

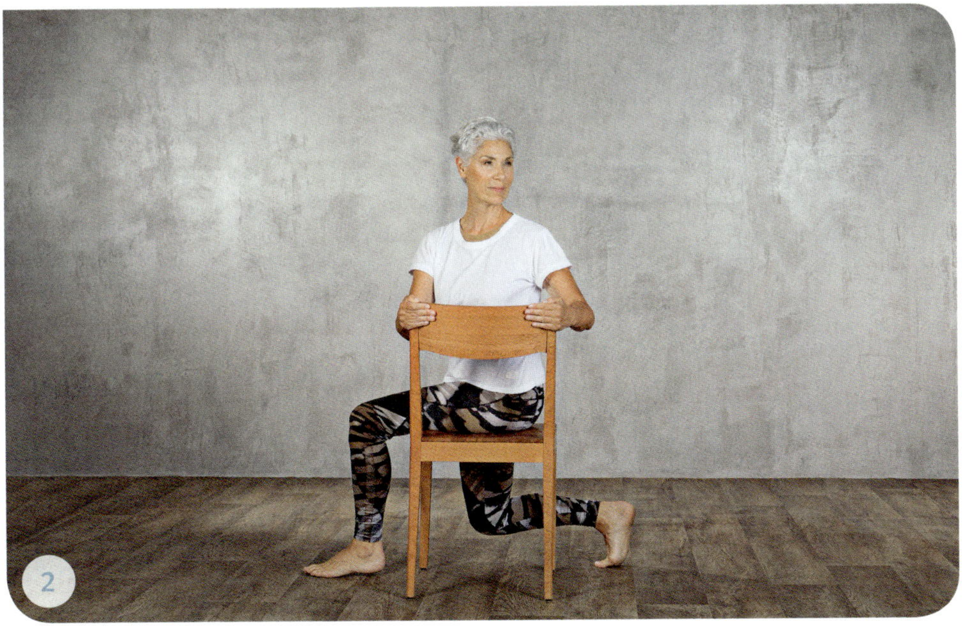

2

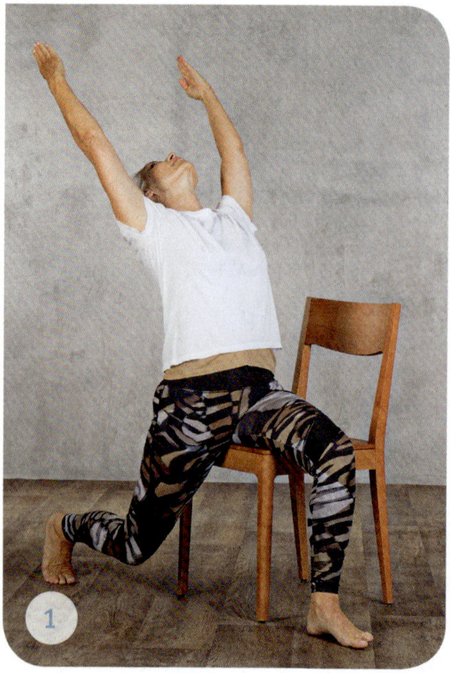

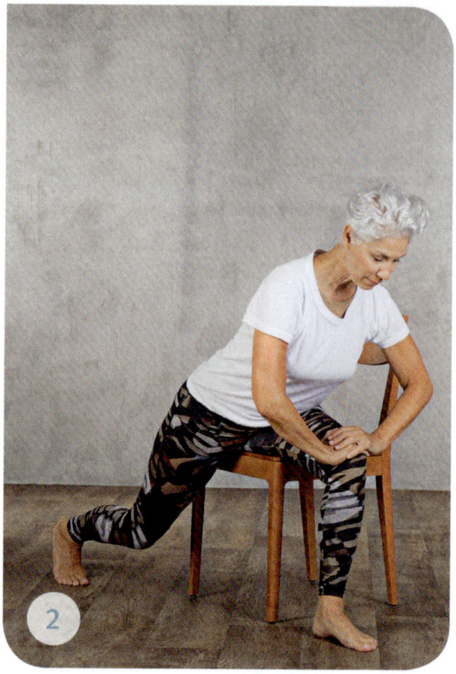

Krieger mit Rück- und Vorbeuge

Dreh dich wie im Krieger I auf dem Stuhl zur linken Seite und bringe das rechte Bein nach hinten in Schrittstellung. Bringe die Arme über den Kopf, die Handflächen zueinander gerichtet, die Schulterblätter ziehst du zusammen. Dann lehnst du dich mit der Einatmung vorsichtig zurück (1).

Mit der Ausatmung bringst du die Hände nach vorne und verneigst dich vor dir selbst. Schau einfach, wie tief du dich verbeugen kannst und möchtest. Du kannst dich mit den Händen auf dem vorderen Knie abstützen, wenn dir das angenehm ist (2).

Mache das einige Male fließend im Rhythmus deines Atems. Der Atem führt, die Bewegung folgt. Dann wechsele die Seite.

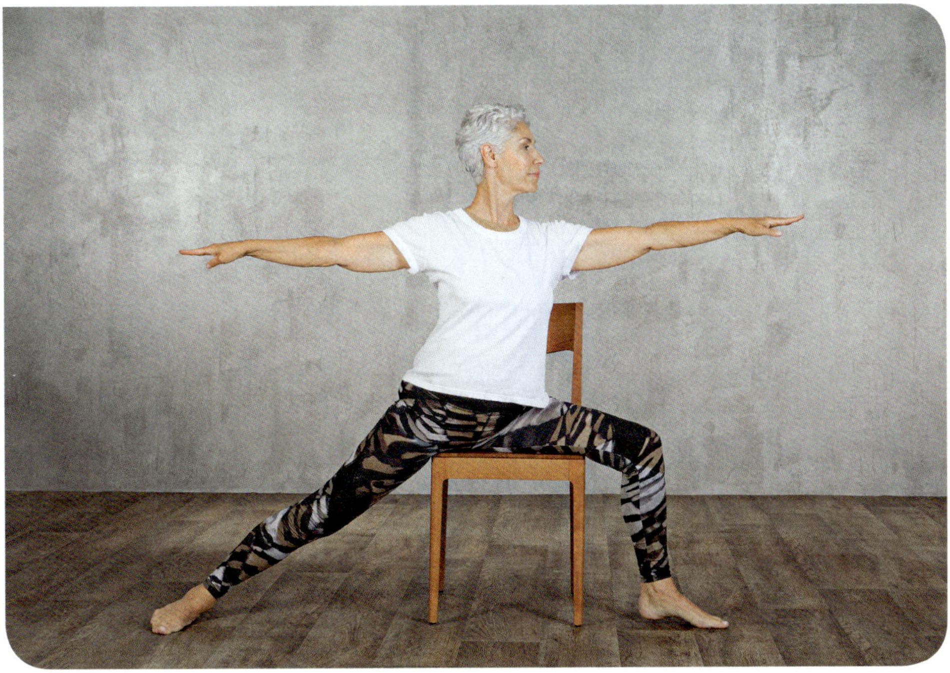

Krieger II

Du beginnst wie im Krieger I, aber diesmal bringst du das rechte Bein gestreckt anstatt angewinkelt nach hinten. Das vordere Bein ist im rechten Winkel gebeugt. Richte das Kniegelenk über dem Fußgelenk aus. Erde den hinteren Fuß quer. Die Fersen stehen auf einer Linie. Die Hüften sind weit geöffnet und beide Oberschenkel drehen nach außen. Richte den Oberkörper genau über der Hüfte aus. Deine Arme sind parallel zum Boden auf Schulterhöhe nach vorne und hinten ausgestreckt, die Schultern entspannt.

Einatmend ziehst du deine Fingerspitzen nach vorne und hinten auseinander, ausatmend sinkt dein Steißbein nach unten und du sinkst tiefer in die Position hinein. Der Kopf dreht zur vorderen Hand und du schaust mutig und lebensbejahend nach vorne. Achte darauf, dass Schultern und Nacken frei sind, und übe immer auf beiden Seiten.

Du kannst den Krieger einige Atemzüge halten oder auch fließend mit den folgenden Übungen kombinieren.

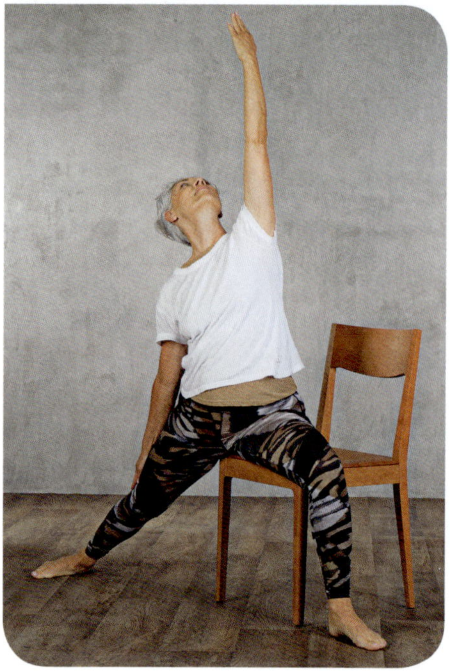

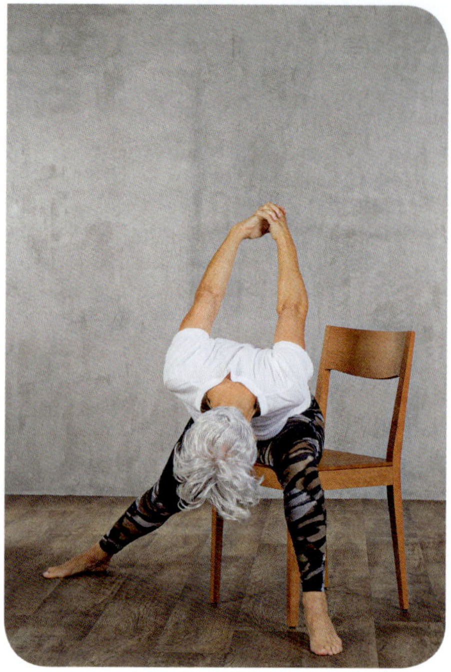

Friedvoller Krieger

Du kommst aus der Grundhaltung von Krieger II. Mit der Einatmung führst du den vorderen Arm nach oben, bis du eine angenehme Dehnung auf dieser Körperseite spürst, und lässt den hinteren Arm am hinteren Bein nach unten gleiten. Ziehe dich aus der Wirbelsäule heraus lang. Wenn es sich gut anfühlt, geht der Blick leicht nach oben. Danach wechsele die Seite.

Der friedvolle Krieger stärkt die Beinmuskulatur, verbessert die Wirbelsäulenflexibilität und dehnt die Flanken. Er hilft, friedfertig zu bleiben und anzunehmen, was ist.

Demütiger Krieger

Ausgangsposition hierfür ist wieder der Krieger II. Mit der Einatmung geht der Blick zur Mitte, so dass dein Kinn wieder über dem Brustbein ist und die Arme zum Himmel ziehen; ausatmend bringst du die Arme hinter den Rücken und verschränkst die Hände hintereinander. Einatmend das Herz öffnen; mit der Ausatmung verneigst du dich in Richtung vorderes Bein (tendenziell innen am Schienbein vorbei). Tauche nur so tief ab, wie es dir guttut. Wenn nötig, kannst du die Schulter auf dem Knie »parken«. Übe anschließend auf der anderen Seite.

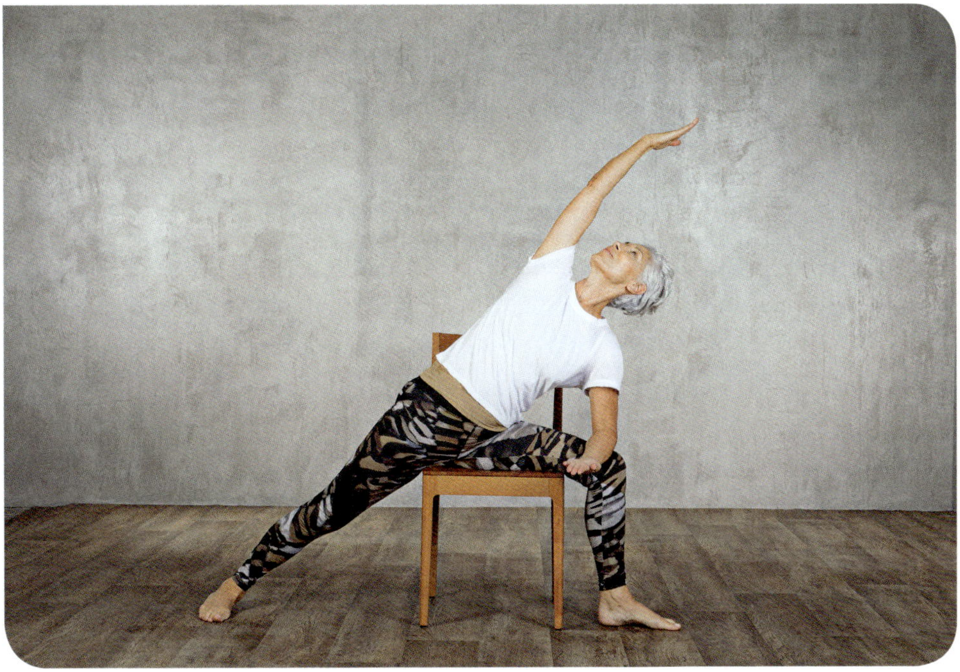

Gestreckter seitlicher Winkel

Vom Krieger II ausgehend legst du den vorderen Arm auf dem Oberschenkel ab und ziehst den hinteren Arm am Ohr vorbei nach vorne. Die obere Schulter zieht leicht nach hinten unten, den Blick kannst du nach oben bringen, wenn es der Nacken erlaubt.

Presse den hinteren Fuß noch einmal gut in den Boden und atme einen Augenblick in die wundervoll lange Flankendehnung hinein. Genieße den Raum, der neu entstehen kann. Danach wechselst du die Seite.

Variante: Du kannst dir für den »geöffneten Seitwinkel« auch einen Block nehmen und ihn hochkant (ggf. reicht quer) neben dem vorderen Schienbein abstellen und die vordere Hand darauf abstützen. Die hintere Hand zieht in Richtung Decke. Versuche, die Schultern übereinanderzubringen, die Schulterblätter wollen tendenziell wieder zueinander. Halte das ein paar Atemzüge oder ziehe auch hier nochmal die hintere Hand lang am Ohr vorbei.

Kriegertanz

Jede der Kriegerpositionen kann für sich praktiziert und einige Zeit gehalten werden, oder du machst daraus einen kleiner »Kriegertanz«, ausgehend vom Krieger II (Seite 97) (1):

Einatmung: rückwärtiger Krieger (Seite 96) (2)

Ausatmung: Krieger II (Seite 97) (3)

Einatmung: seitlicher Winkel (Seite 99) (4)

Ausatmung: Krieger II (Seite 97) (5)

Einatmung: Arme lang, Blick zur Mitte (6)

Ausatmung: Hände hinter dem Rücken verschränken (7)

Einatmung: zurücklehnen und das Herz öffnen (8)

Ausatmung: in den demütigen Krieger (Seite 98) fließen (9)

Einatmung: aufrichten und nochmal das Herz öffnen (10)

Ausatmung: Krieger II (Seite 97), Blick nach vorne (11)

Durch diese Abfolge kannst du mehrere Male in deinem Atemrhythmus fließen! Vergiss nicht, auf beiden Seiten zu üben.

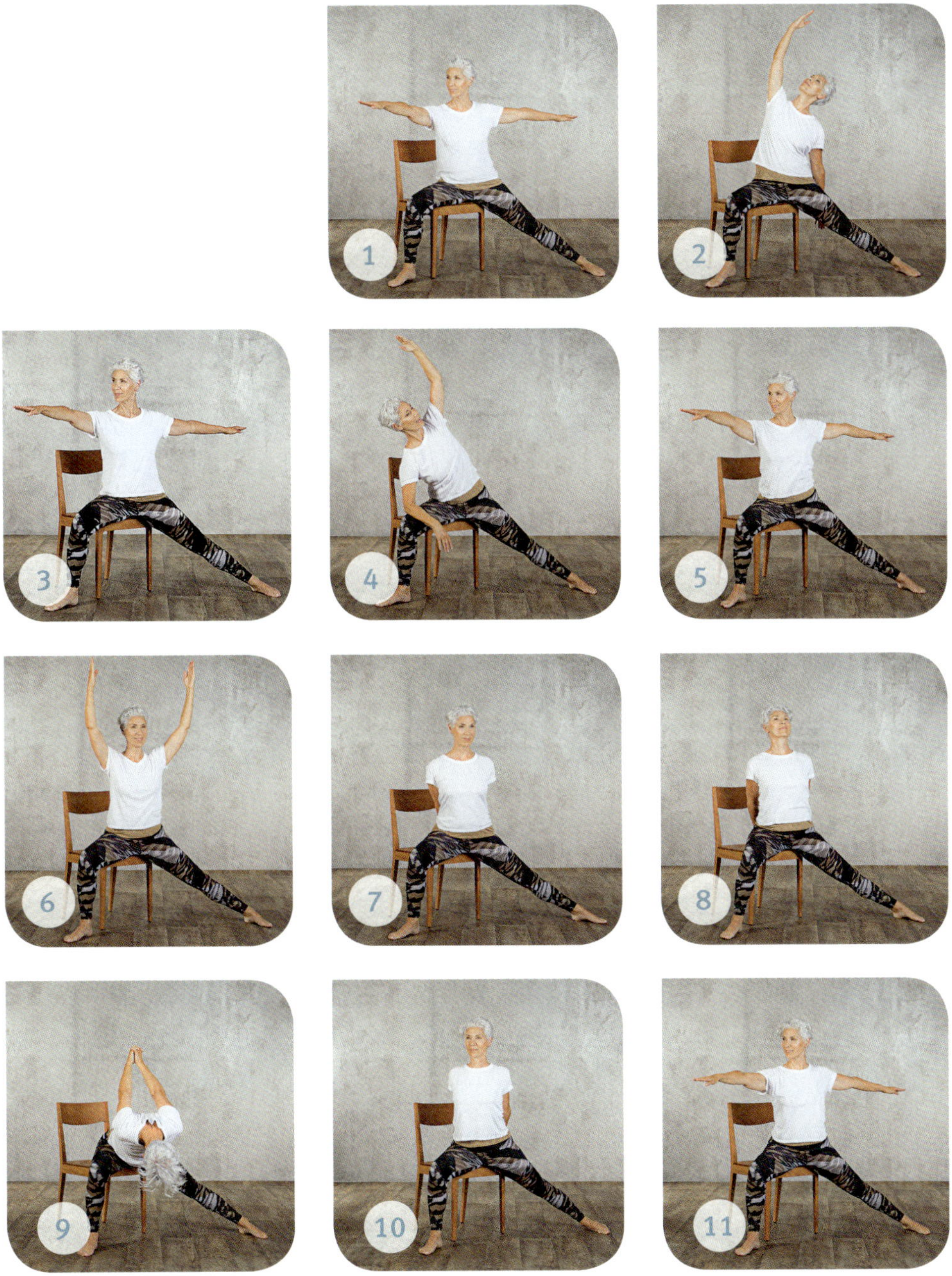
1
2
3
4
5
6
7
8
9
10
11

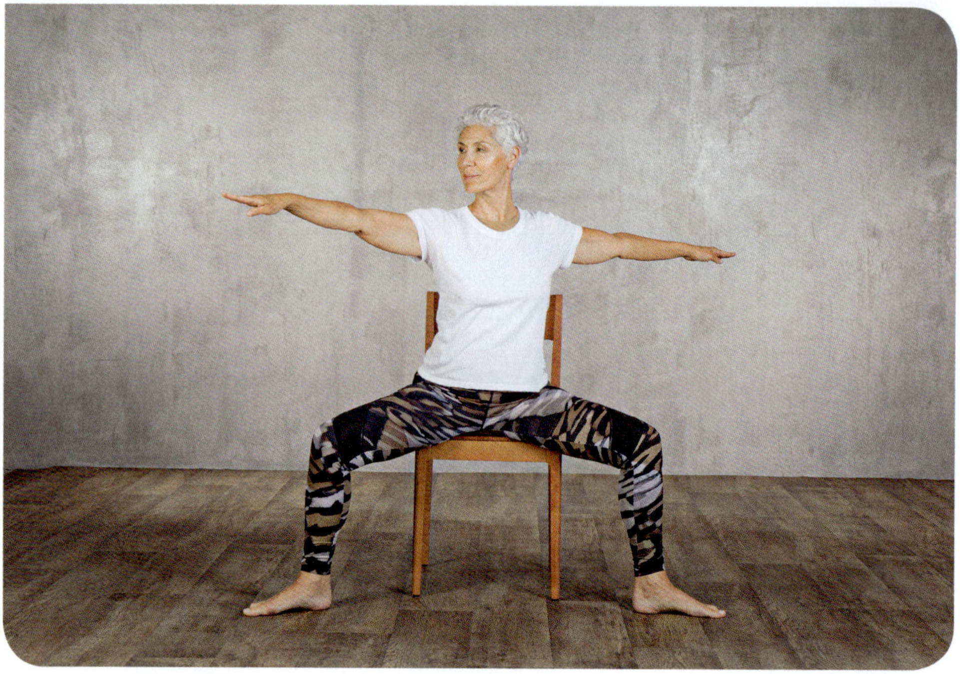

Einfacher Krieger II

Wenn du z. B. durch Hüftprobleme o. Ä. körperlich eingeschränkt bist, dann sind die bisher beschriebenen Kriegerpositionen nicht geeignet. Probiere sie vorsichtig und achtsam aus; wenn sie für dich in irgendeiner Form unangenehm oder schmerzhaft sind, versuche die vereinfachten Varianten auf dieser Doppelseite.

Für den Einfachen Krieger II setzt du dich in eine weite(re) Grätsche. Die Arme streckst du auf Schulterhöhe auseinander, ein Arm ist parallel zum Oberschenkel. Dieser ist in dieser Kriegervariante der »vordere« Arm und dein Blick geht über diesen Arm hinaus. Der andere Arm zieht entsprechend nach »hinten«. So kommst du in eine leichte Drehung. Denk daran, die Fußsohlen auch hier gut zu erden, um eine stabile Basis zu schaffen. Anschließend übst du auf der anderen Seite.

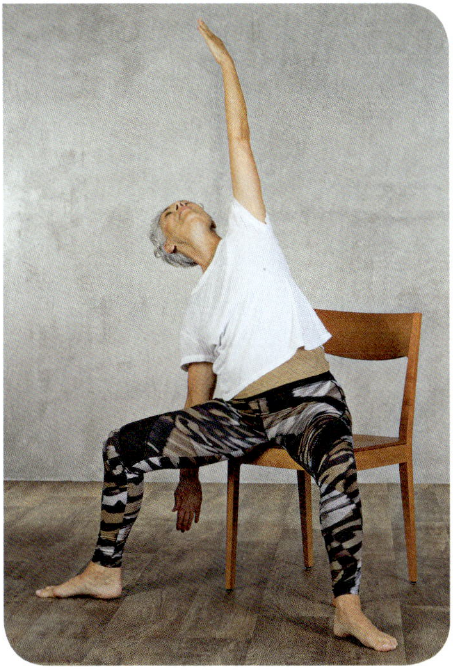

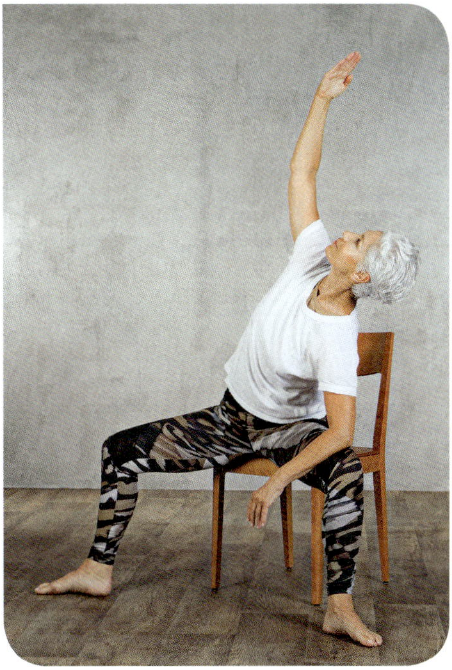

Einfacher friedvoller Krieger

Du sitzt wieder in einer Grätsche, so weit, wie es dir angenehm ist. Den einen Arm lässt du einfach am Körper entlang hinter dem Oberschenkel absinken, den anderen streckst du zum Himmel und ziehst ihn leicht über den Kopf zur anderen Seite, so dass du an der Körperseite eine leichte Dehnung spürst. Danach wechselst du die Seite.

Einfacher Winkel seitlich

Du sitzt wie im einfachen friedvollen Krieger. Lege einen Arm auf dem Oberschenkel ab, ziehe die Schulter leicht nach hinten unten und führe den anderen Arm am Ohr vorbei zur anderen Seite hinüber. Den Blick kannst du, wenn möglich, nach oben richten.

Auch weitere Kriegerpositionen kannst du aus der Grätschstellung heraus einnehmen.

Übe jeweils beide Seiten.

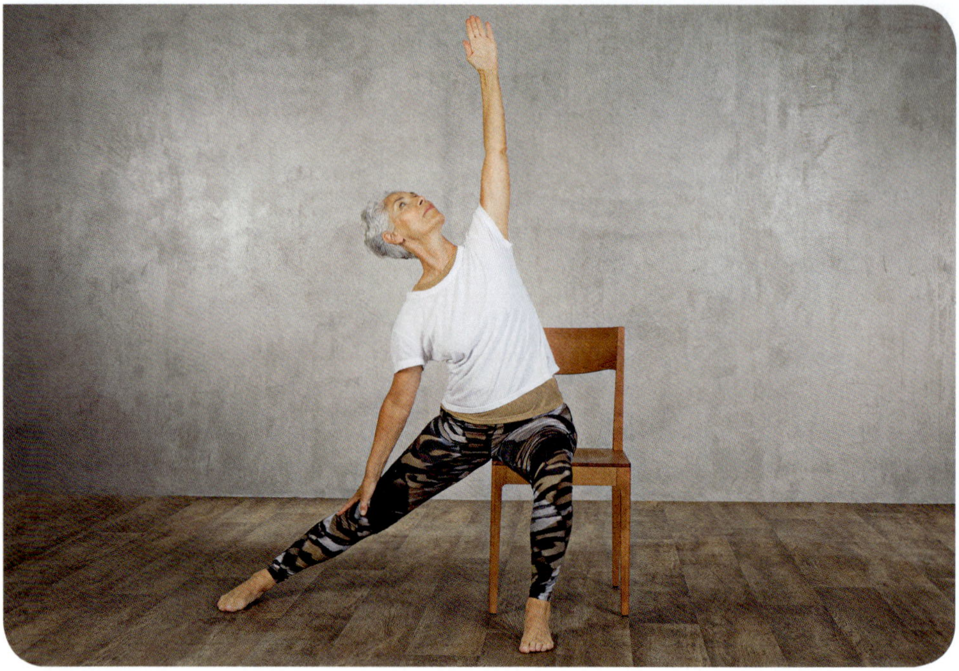

Dreieck

Vom nach vorne ausgerichteten Sitz ausgehend streckst du das rechte Bein lang zur Seite. Das linke Bein bleibt angewinkelt und nach vorne gerichtet. Eventuell musst du auf dem Stuhl etwas nach rechts rutschen, um bequem sitzen zu können. Du sitzt jetzt mehr auf der linken Gesäßhälfte und dem linken Oberschenkel. Beide Fußsohlen sind gut geerdet.

Strecke mit der Einatmung beide Arme in Richtung Himmel und neige dich ausatmend mit dem Oberkörper nach rechts. Die rechte Hand gleitet so weit am rechten Bein hinunter, wie es dir möglich ist. Bei Bedarf kannst du dir auch deinen Block aufstellen. Die linke Hand strebt gerade Richtung Himmel. Dein Blick kann, wenn es für dich angenehm ist, zur Hand aufschauen.

Es sollte sich anfühlen, als stünden deine Schultern senkrecht übereinander. Das weitet den Brustraum. Halte die Asana einige Atemzüge, bevor du die Seite wechselst.

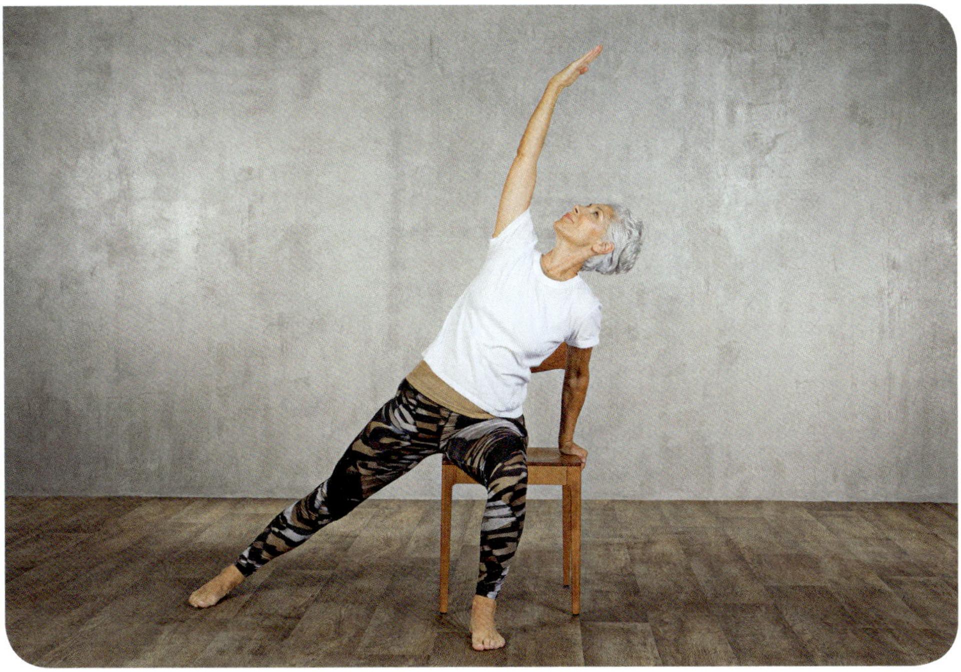

Dehnen und Strecken im Dreieck

Aus der Grundstellung (Seite 104) heraus gibt es verschiedene Möglichkeiten, den Körper noch weiter liebevoll zu dehnen.

Zum einen kannst du die nach oben gestreckte linke Hand nach rechts ziehen. Zum anderen kann die linke Hand auf der Sitzfläche abgesetzt werden und du ziehst die rechte Hand über den Kopf nach links. Mit dem Blick kannst du dem Arm folgen. Achte darauf, dass die rechte Fußsohle wirklich gut geerdet ist. Auch hier immer zu beiden Seiten üben.

Das Ganze geht natürlich auch fließend:

Einatmung: Beide Arme ziehen zur Decke.

Ausatmung: Die rechte Hand gleitet am rechten Bein entlang und die linke Hand zieht nach rechts.

Einatmung: Richte dich wieder auf, die Arme ziehen zur Decke.

Ausatmung: Linke Hand absetzen und mit der rechten Hand nach links gleiten.

Es gibt noch weitere Möglichkeiten, die du ausprobieren kannst. Den obigen Flow kannst du dann gerne ergänzen.

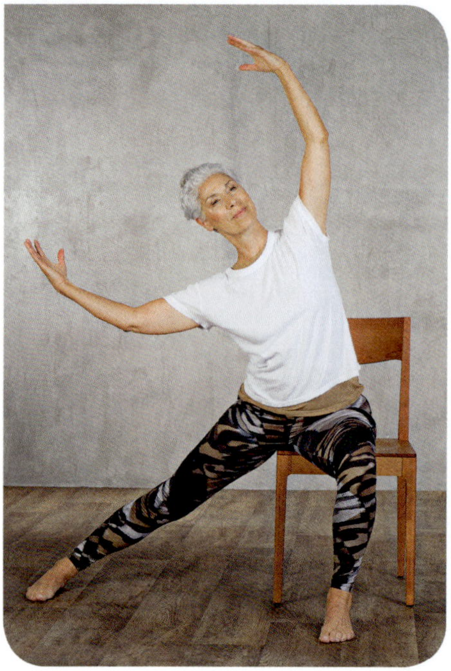

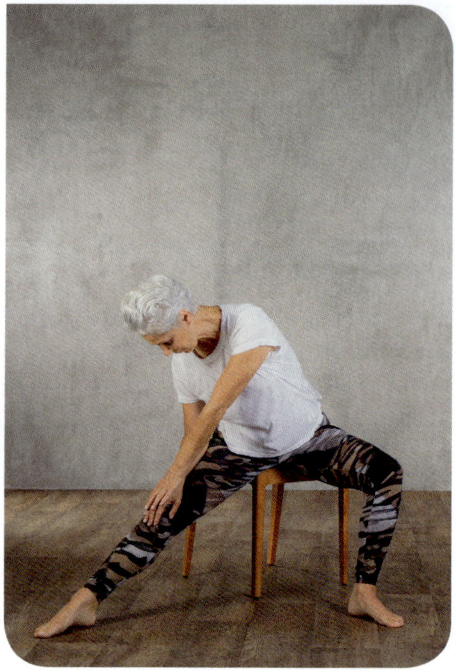

Dreieck mit Weltkugel

Aus dem »klassischen« Dreieck löst du die rechte Hand, die linke Hand zieht am Ohr vorbei nach rechts. Mula Bandha (Seite 72) ist aktiv.

Stelle dir gedanklich vor, dass du »deine Welt in den Händen trägst« – es ist, als hielten deine Hände eine Weltkugel. Lächle innerlich und atme weiterhin ruhig und gleichmäßig. Halte für ein paar Atemzüge und wechsele dann die Seite.

Sitzende Pyramide

Für die Pyramide auf dem Stuhl positionierst du dich zunächst im Dreieck. Von hier aus richtest du den Oberkörper zum ausgestreckten Bein, die Zehen zeigen jetzt in Blickrichtung (zur Seite). Neige den Oberkörper über das gestreckte Bein, beide Hände gleiten so tief wie möglich am Bein entlang.

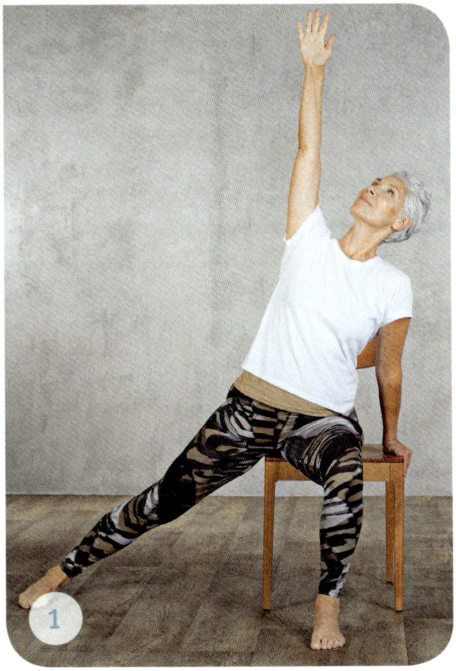

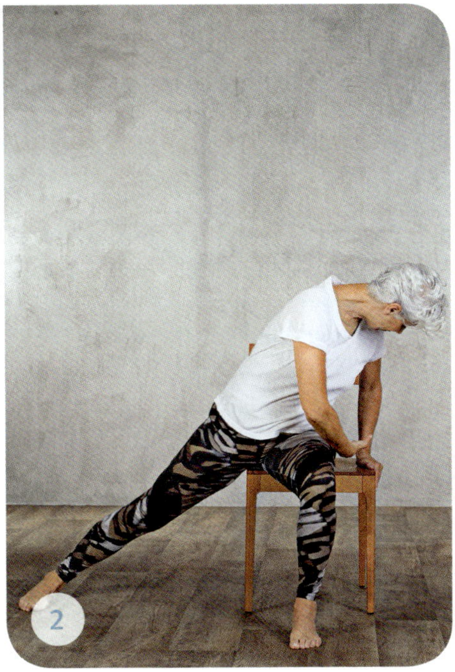

Twist aus der langgestreckten Dehnung

Setze im Grunddreieck mit ausgestrecktem rechtem Bein die linke Hand auf der Sitzfläche ab und ziehe die rechte Hand über den Kopf nach oben. Von hier aus kannst du dich mit der Einatmung etwas zurücklehnen (1) und das Herz mehr öffnen und ausatmend den rechten Arm durch das »Nadelöhr« zwischen linkem Arm und Körper durchziehen (2). Diese Folge wiederholst du mehrfach und wechselst anschließend die Seiten.

Flow-Variationen: Ausgehend vom »klassischen« Dreieck kannst du dich mit der Einatmung leicht nach hinten lehnen und ausatmend kommst du in die Seitneige oder in eine leicht gedrehte Vorbeuge über das gestreckte Bein.

Diese Bewegungsabläufe können mehrfach wiederholt oder in eine umfangreichere Bewegungsabfolge (Flow) eingebaut werden. Probiere dich hier langsam aus und mache das, was guttut!

Wichtig: Nimm dir Zeit zum Hinein- und Nachspüren.

Kuh und Katze am Stuhl

Du stehst seitlich vom Stuhl und legst die Hände auf die Sitzfläche. Richte dich im Vierfüßlerstand gut aus: Deine Beine stehen hüftbreit, die Arme schulterbreit auseinander, Hand- und Schultergelenke bilden eine Linie. Die Finger sind aufgefächert, die Hände etwa mittig auf dem Stuhl geerdet. Achte darauf, dass das Handgelenk nicht einknickt und der Mittelfinger nach vorne ausgerichtet ist. Die Wirbelsäule ist gerade und dein Kopf befindet sich in Verlängerung der Wirbelsäule.

Mit der nächsten Einatmung lässt du den Bauch Richtung Boden sinken und kommst in ein kontrolliertes Hohlkreuz. Dein Brustbein schiebst du nach vorne. Die Arme sind durchgestreckt und die Schulterblätter ziehen zueinander. Der Blick ist nach vorne gerichtet. Bauch und Beckenboden sind entspannt (1).

Mit der Ausatmung ziehst du den Beckenboden sanft nach innen und oben, der Nabel geht Richtung Wirbelsäule und du kommst langsam in einen Katzenbuckel, indem du den oberen Rücken rundest (2). Du drückst dich aus den Schultern heraus hoch, dein Kinn zieht Richtung Brustbein (Maha Bandha ist aktiviert).

Diesen Flow machst du einige Male hintereinander – richte dich dabei nach deinem Atem, der Atem führt die Bewegung an.

Mit dieser Übung mobilisierst du die Wirbelsäule und beugst Rückenschmerzen vor. Sie hilft auch beim Lösen von Verspannungen. Die Kuh und die Katze kannst du übrigens auch im Sitzen machen.

Es gibt noch verschiedene Variationen, die ich im Folgenden vorstelle und die ein wenig anstrengender sind und die Balance etwas mehr trainieren. Probiere einfach aus, was zu dir passt.

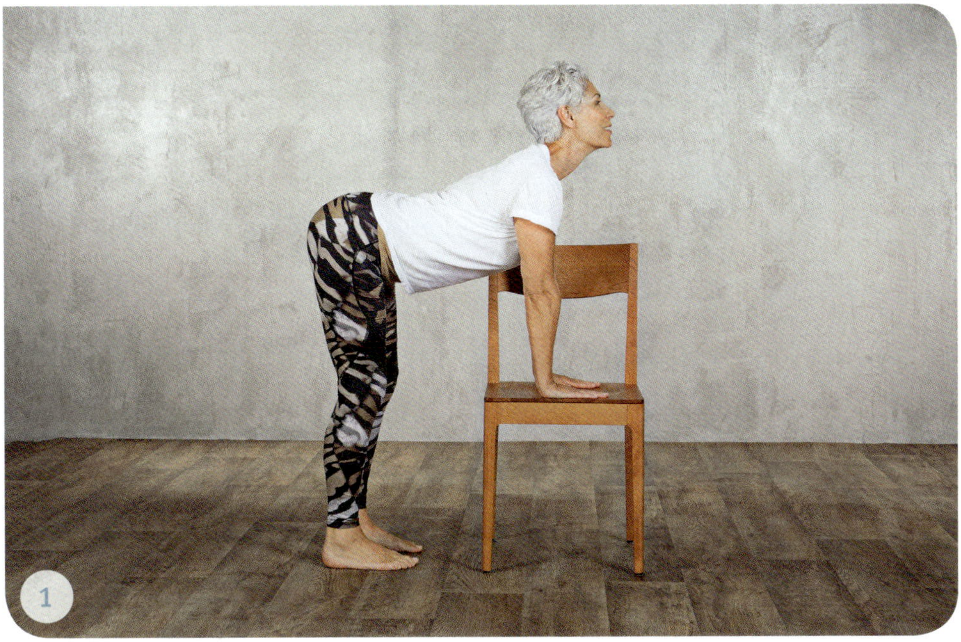

1

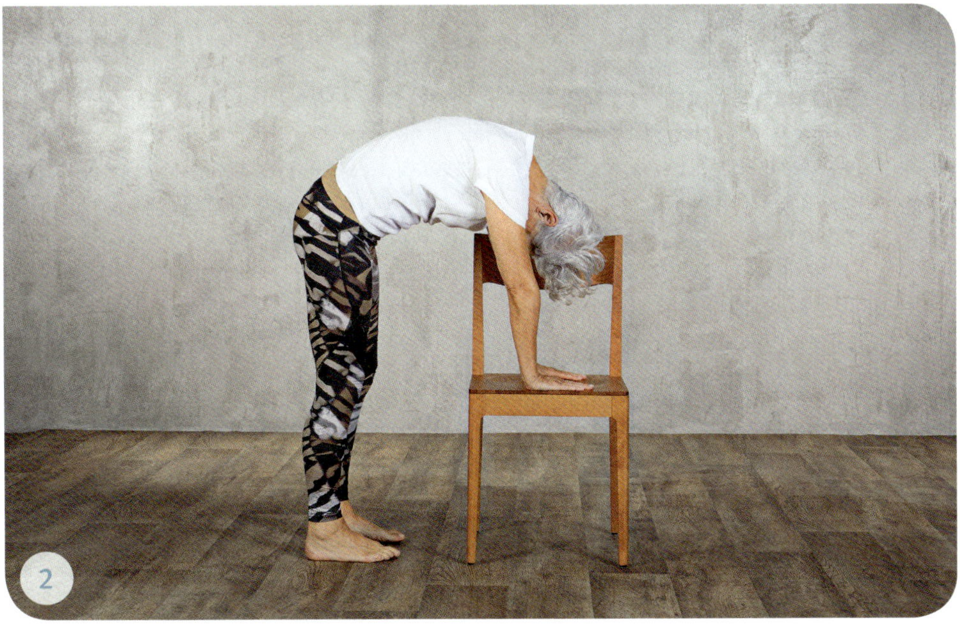

2

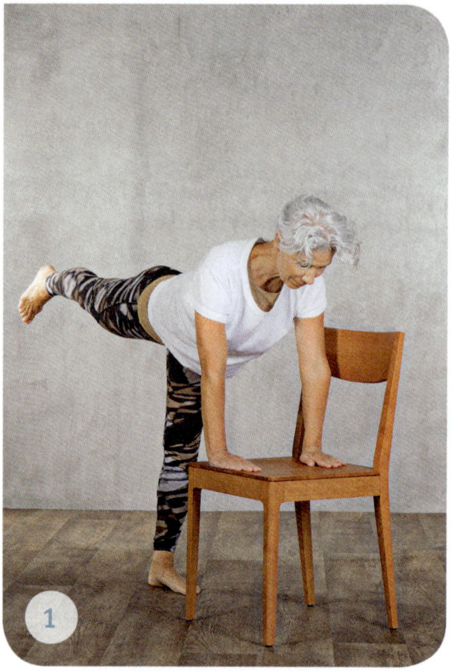

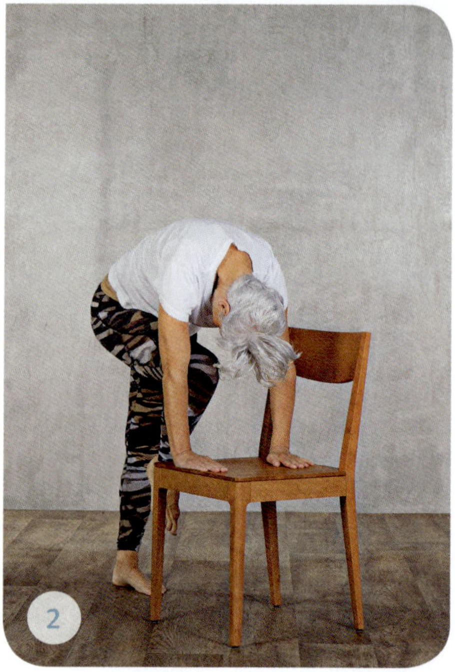

Gestreckte Kuh trifft geschmeidige Katze

Bei dieser Variante für Fortgeschrittene streckst du mit der Einatmung ein Bein nach hinten, die Hüfte bleibt dabei möglichst gerade – nicht die Pobacke nach oben schieben oder außen drehen (1). Mit der Ausatmung rundest du den Rücken und ziehst Knie und Nasenspitze zueinander (2). Wiederhole das einige Male und wechsele dann die Seiten.

Du kannst die Übung noch etwas mehr intensivieren, indem du bei der Einatmung nicht nur das Bein nach hinten streckst, sondern auch den diagonalen Arm nach vorne. Halte diese Balance ein paar Atemzüge. Mache auf jeder Seite mehrere Wiederholungen.

Wer noch weitermachen möchte, beginnt wieder, mit dem Atem zu fließen. Mit der Einatmung Arm und Bein in die Länge ziehen, mit der Ausatmung bringst du Knie und Ellenbogen unter dem Körper zusammen und rundest dich.

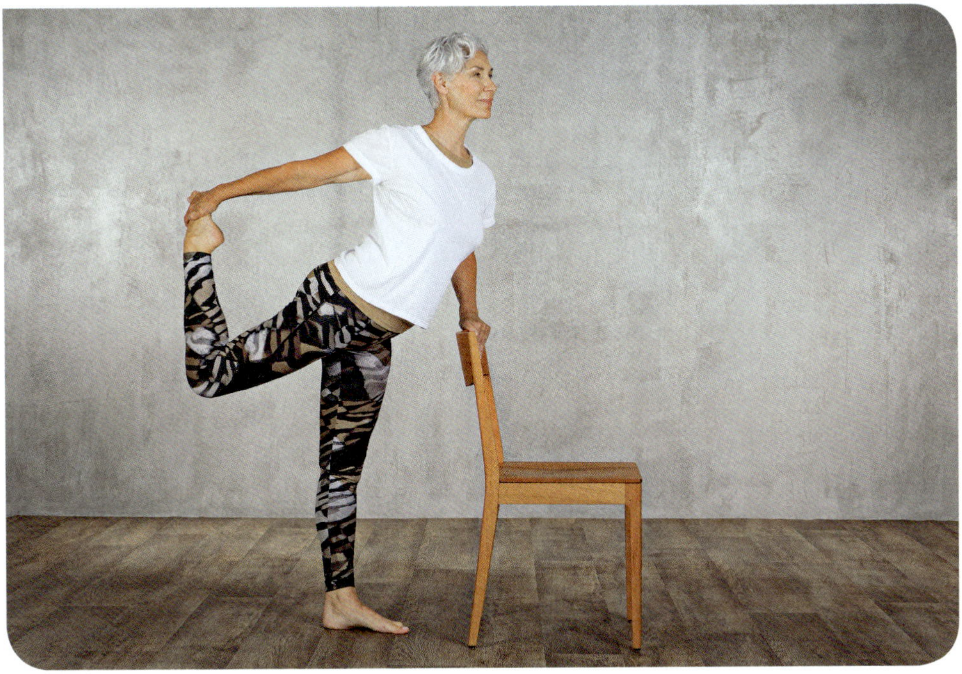

Gestützter Tänzer

Drehe den Stuhl mit der Lehne zu dir und halte dich mit einer Hand an dieser fest. Achte auf eine gerade Wirbelsäule und halte den Kopf in ihrer Verlängerung.

Winkele jetzt das rechte Knie an und greife mit der rechten Hand den Fußspann. Versuche vorsichtig, das Herz zu öffnen und in eine angenehme Dehnung des Oberschenkels zu kommen. Achte darauf, dass das angewinkelte Knie nicht seitlich wegklappt. Halte die Übung einige Atemzüge und wechsele dann die Seite.

Tipp: Du kannst die Übung auch im Vierfüßerstand machen: Du stehst seitlich vom Stuhl und legst die Hände zur Stabilisierung auf die Sitzfläche, Beine hüftbreit, Arme schulterbreit, die Schultergelenke über den Handgelenken. Dann winkelst du das Knie an. Ganz wichtig: Hier greift die linke Hand den rechten Fuß und umgekehrt! Halte dies einige Atemzüge und übe wieder beide Seiten.

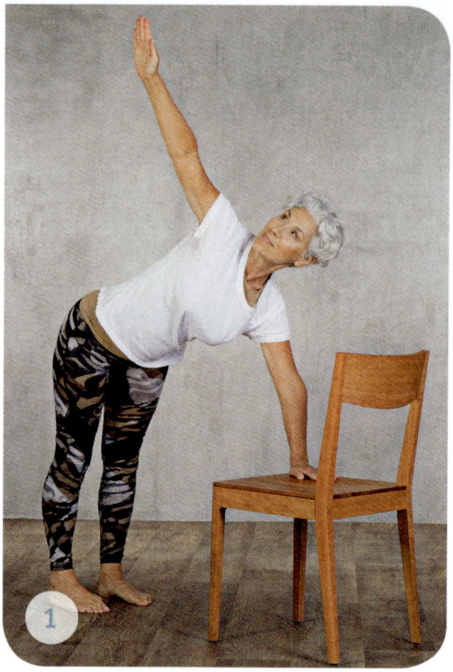

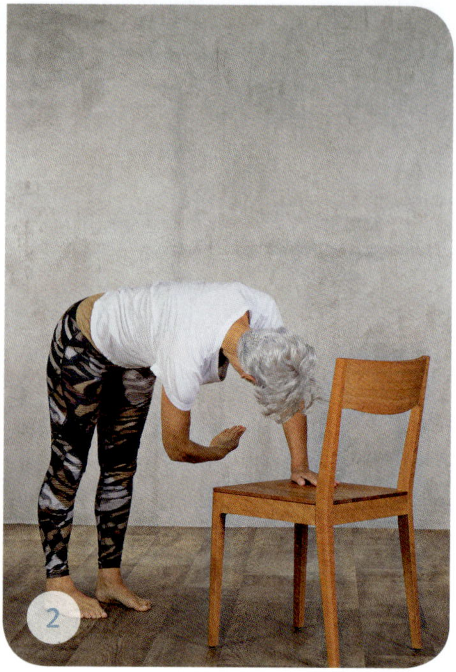

Nadelöhr

Bei dieser Übung richtest du den neutralen Vierfüßler vor dem Stuhl aus – die Lehne zeigt von dir weg, da sie sonst stören würde. Du stehst hüftbreit und legst die Hände schulterbreit vor dir auf die Sitzfläche des Stuhls. Die Wirbelsäule ist gerade.

Mit der Einatmung löst du eine Hand und ziehst die Finger Richtung Decke (1), mit der Ausatmung zirkelt die Hand durch das »Nadelöhr«, d. h. den Raum zwischen Arm und Beinen, zur anderen Seite (2).

Wenn du möchtest, kannst du auch jeweils länger in den zwei Positionen bleiben und die Dehnung genießen. Übe immer zu beiden Seiten.

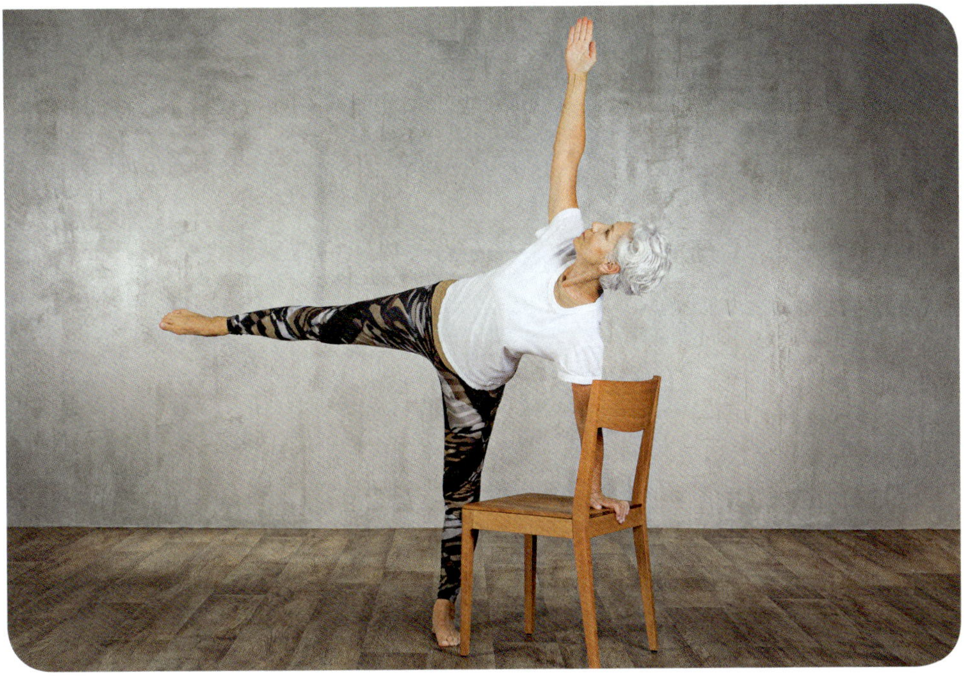

Halbmond

Diese Haltung stärkt Bauch, Rücken, Po, Oberschenkel und Fußgelenke, kräftigt Lendenwirbel und Kreuzbein und kann Ischiasschmerzen lindern. Darüber hinaus schult sie die Balance.

Stelle dich wie beim Nadelöhr (Seite 112) vor den Stuhl. Achte darauf, dass der Stuhl und du selbst sicher stehen, im Zweifelsfall kannst du eine Matte unterlegen. Um dich zu stabilisieren, lege die obere Hand in die Hüfte und hebe langsam ein Bein; es bleibt bei dieser Bewegung gestreckt. Öffne die Hüfte, so gut es dir möglich ist.

Versuche dann vorsichtig, die Hand von der Hüfte zu lösen und nach oben zu strecken. Wenn du dich immer noch sicher fühlst, kann der Blick nach oben zur Hand schweifen.

Verweile ein paar Atemzüge in der Asana und wechsele dann die Seiten.

Auch beim Halbmond kannst du wieder in eine kleine Herzöffnung kommen, indem du das Knie des angehobenen Beines anwinkelst und mit der Hand den Fußspann greifst.

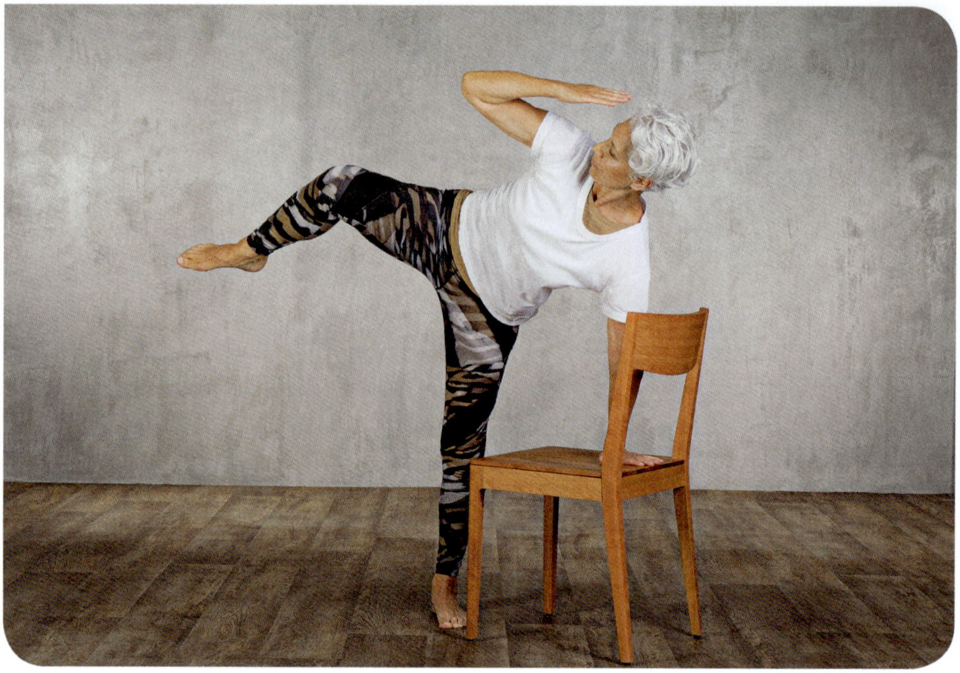

Aktiver Halbmond

Aus dem geöffneten Halbmond (Seite 113) heraus bietet sich eine weitere Variante an: Lass in der Einatmung die obere Hand am Ohr vorbeiziehen, ausatmend bringst du Knie und Ellenbogen vorne zusammen.

Diese Übung dehnt nochmal die Flanken. Sie kräftigt außerdem die seitlichen Bauchmuskeln und schult die Balance. Übe immer auf beiden Seiten.

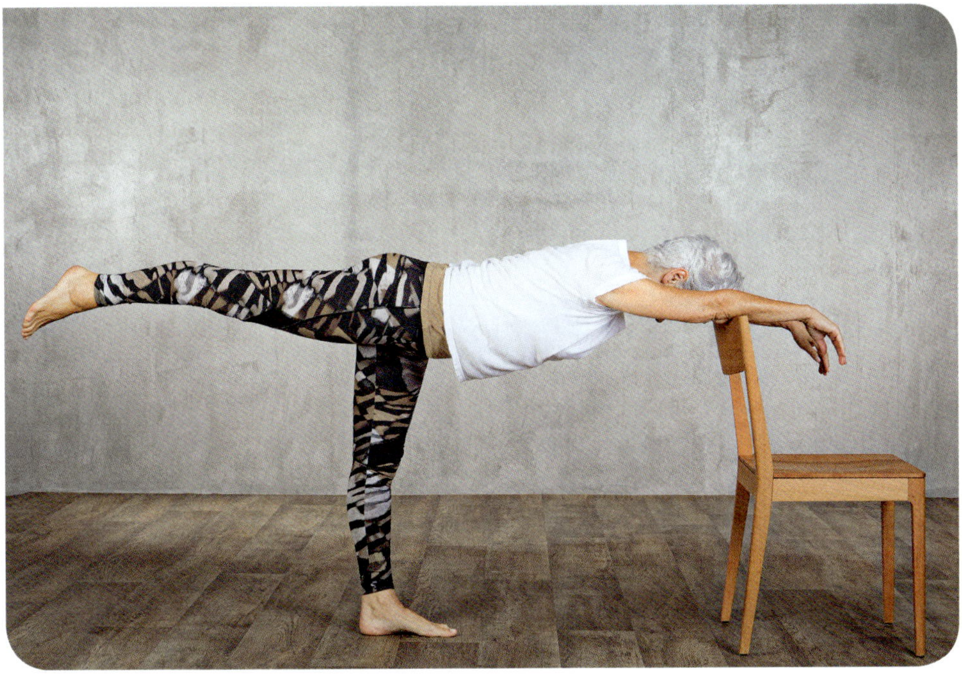

Krieger III

Der Krieger III stärkt die Muskulatur von Rücken, Beinen, Schultern und Armen, dehnt die Oberschenkel, öffnet die Schultern und trainiert das Gleichgewicht. Außerdem ist er auch ein kleiner Herzöffner.

Für den Krieger III stellst du dich etwa eine Schrittlänge hinter deinen Stuhl. Beuge dich langsam nach vorne, bis du mit den Händen an der Stuhllehne bist. Du kannst auch die Unterarme auf der Lehne ablegen, wenn das angenehmer für dich ist. Rücken und Arme bilden eine Linie, die Hüften stehen über den Kniegelenken und Füßen. Von hier aus verlagere das Gewicht auf ein Standbein und löse das andere Bein vom Boden.

Versuche, Kopf, Wirbelsäule und das schwebende Bein in eine Waagerechte zu bringen. Das Standbein ist minimal gebeugt, das ausgestreckte Bein nicht höher als der Kopf. Achte darauf, dass der Nacken entspannt bleibt. Verweile ein paar Atemzüge und wechsele dann die Seiten.

Wer Lust auf etwas Dynamik hat, kann mit der Einatmung das Bein strecken und mit der Ausatmung das Knie wieder Richtung Nasenspitze ziehen.

Herabschauender Hund im Stand

Er ist ein kleiner Alleskönner. Auf körperlicher Ebene sorgt er dafür, dass wir Stress abbauen. Er dehnt und stärkt Beine, Schultern und Arme und baut Steifheit in den Schulter-, Fuß-, Knie- und auch den Hüftgelenken ab. Er weitet den Brustkorb, regt die Darmtätigkeit an, stärkt das Nervensystem und wirkt sich positiv auf das Allgemeinbefinden aus. Durch die intensive Dehnung ist er wirklich eine Wohltat für den die großen Rückenmuskeln: Er beugt Schmerzen in diesem Bereich vor und hilft auch bei Problemen. Er hat zudem positive Wirkung bei Müdigkeit und Schlaflosigkeit.

Auf mentaler Ebene wird das Durchhaltevermögen gesteigert und das Selbstbewusstsein erhöht. Zudem wirkt der »Hund«, wie er meist kurz genannt wird, ausgleichend und entspannend und hebt die Stimmung. Vielleicht nicht sofort, da er – gerade von Anfängern – als durchaus anstrengend empfunden wird; aber mit etwas Übung möchte man ihn nicht mehr missen. Daher lohnt es sich, ihn auch am Stuhl zu üben.

Stelle dich vor deinen Stuhl und lege die Handflächen auf dem Sitz ab. Die Finger sollten gespreizt und die Handflächen gut geerdet sein. Wandere dann vom Stuhl weg, bis dein Rücken und die Arme eine gestreckte Linie ergeben. Die Beine bleiben gestreckt. Hüftknochen, Knie und Fußgelenk bilden eine gerade Linie.

Du kannst von hier aus langsam versuchen, die Schultern ausatmend ein wenig mehr Richtung Fußgelenke zu bringen; einatmend lockerst du wieder und kommst mit Kopf und Schultern wieder ein Stück höher.

Wenn es sich stimmig anfühlt, bleibe für einige Atemzüge »unten« und genieße die Dehnung.

Vom Gefühl her strebt dein Steißbein nach oben. Du kannst gerne die Knie etwas anwinkeln, wenn die Dehnung in den Beinen zu stark sein sollte.

Sanfte Variante: Wenn die Übung für dich zu anstrengend ist, dann versuche, die Hände an der Stuhllehne aufzulegen und so den Rücken etwas zu dehnen. Auch die Wand ist hier eine gute Alternative. Gehe es langsam an.

Im Folgenden stelle ich noch Variationen für fortgeschrittene Stuhlyogis vor, die ein wenig Herausforderung suchen. Diese Übungen stärken den gesamten Körper und bauen Kraft auf.

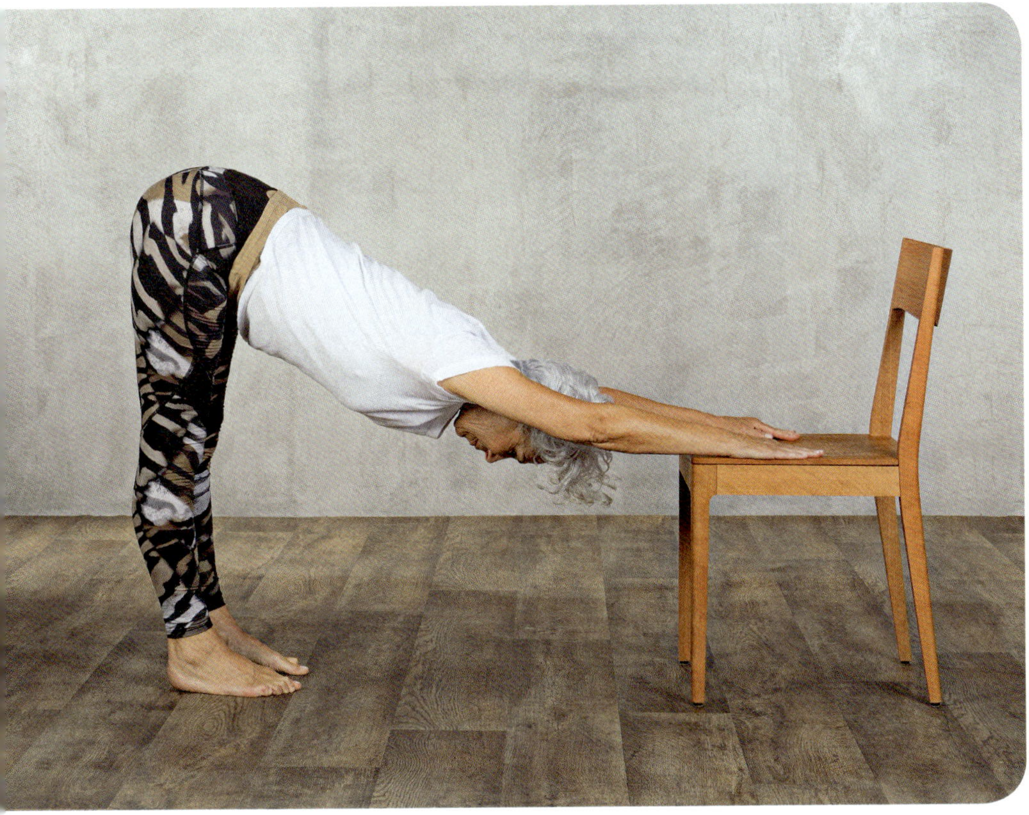

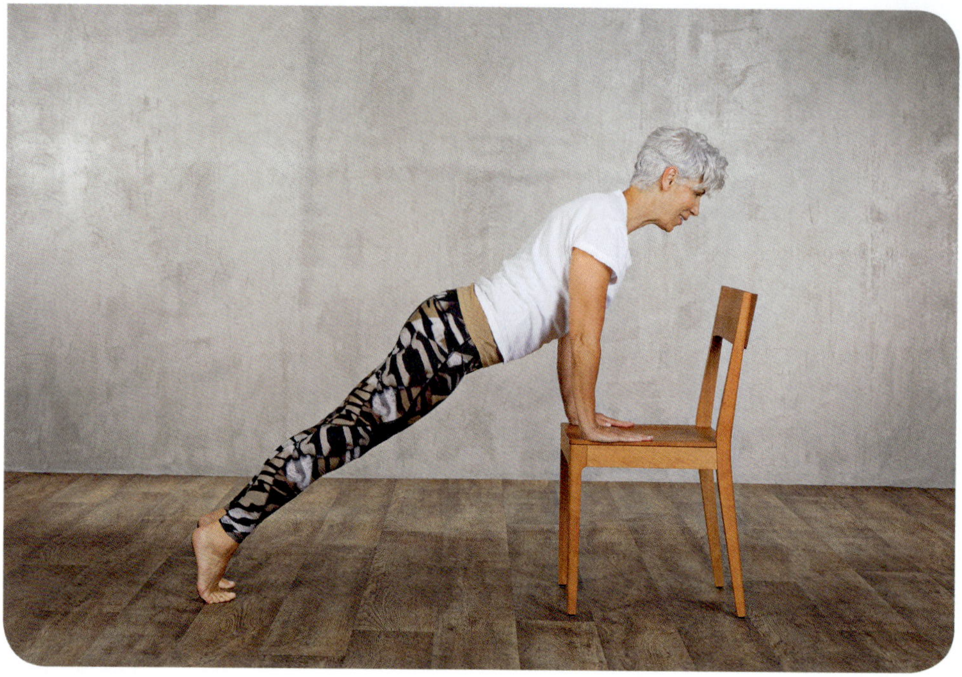

Brett

Diese Übung stärkt den ganzen Körper. Du beginnst im herabschauenden Hund, stehend neben dem Stuhl, vorübergebeugt mit den Händen auf der Sitzfläche und geradem Rücken.

Aus dieser Position verlagerst du dein Gewicht mit der Einatmung nach vorne, bis die Schultern sich über den Handgelenken befinden. Dein Rumpf und deine Beine sollten nun eine gerade Linie bilden – nicht den Po nach hinten schieben. Wie der Name der Übung schon sagt, bist du steif wie ein Brett. Aktiviere für diese Übung Mula und Uddiyana Bandha (Seite 72).

Halte die Position ein paar Atemzüge lang oder komme mit der Ausatmung wieder in den herabschauenden Hund zurück. Wiederhole die Übung mehrmals.

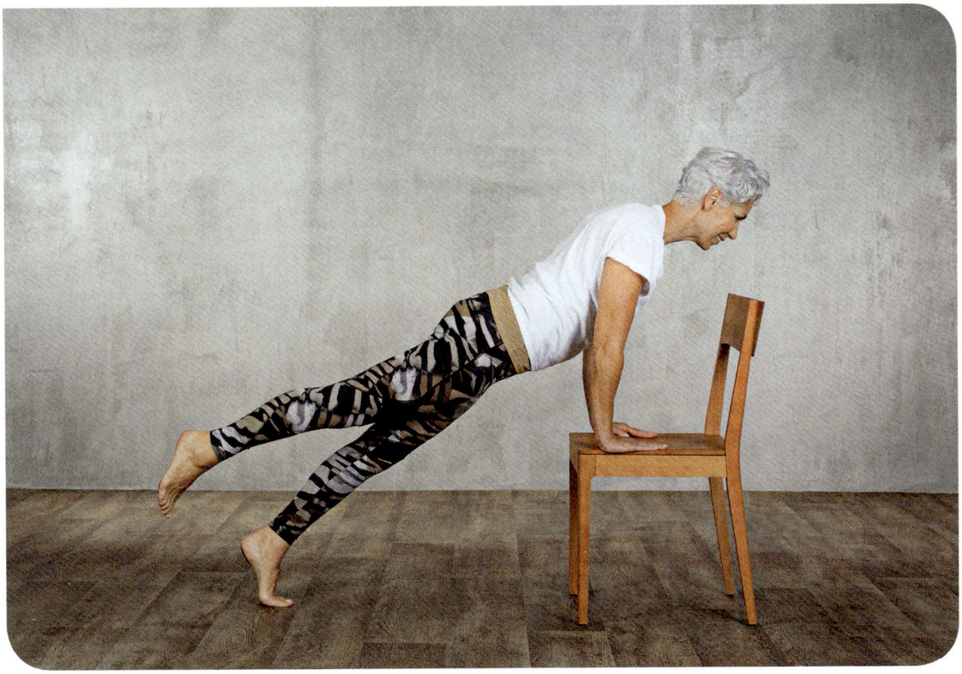

Dreibeiniger Hund/Dreibeiniges Brett

Wer sich im herabschauenden Hund oder auch im Brett wohlfühlt, kann in diesen Haltungen versuchen, mit der Einatmung ein Bein nach hinten bzw. nach oben zu strecken. Diese Stellungen kannst du ein paar Atemzüge lang halten oder aber mit der Ausatmung das Bein wieder abstellen und die Seite wechseln. Spüre in dich hinein, was du brauchst.

Variante mit Hüftöffnung im herabschauenden Hund: Dafür bringst du einfach die Ferse des nach hinten ausgestreckten Beines in Richtung Gesäß und versuchst, das Knie in Richtung Decke zu bewegen; natürlich nur, so weit es geht. Du kannst auch diese Position wahlweise einen Augenblick halten oder sie in deinen Flow einbauen.

Auch hier gilt: Immer auf beiden Seiten üben.

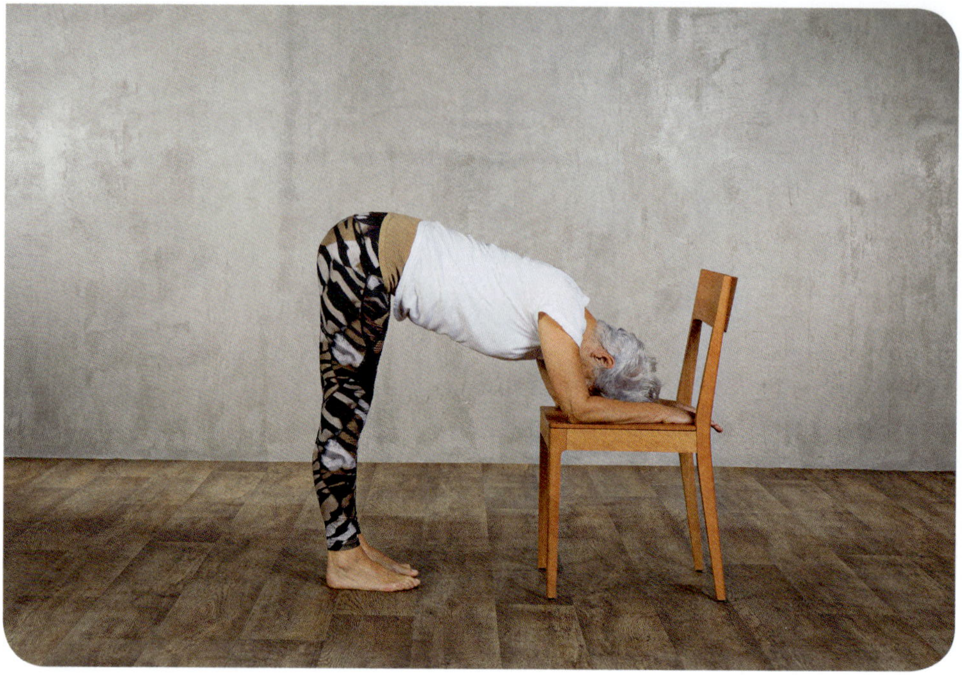

Delfin

Der »Delfin« ist dem herabschauenden Hund und seinen Wirkungen sehr ähnlich. Du stellst dich neben den Stuhl und beugst dich nach vorne. Statt mit den Händen stützt du dich im Delfin mit den Unterarmen auf der Sitzfläche ab. Für Menschen mit empfindlichen Handgelenken kann das eine super Alternative sein.

Achte auch hier darauf, dass dein Rücken eine gerade Linie bildet – er sollte weder durchhängen (Hohlkreuz) noch aufgewölbt sein. Den Kopf hältst du in Verlängerung der Wirbelsäule. Die Beine sind gestreckt.

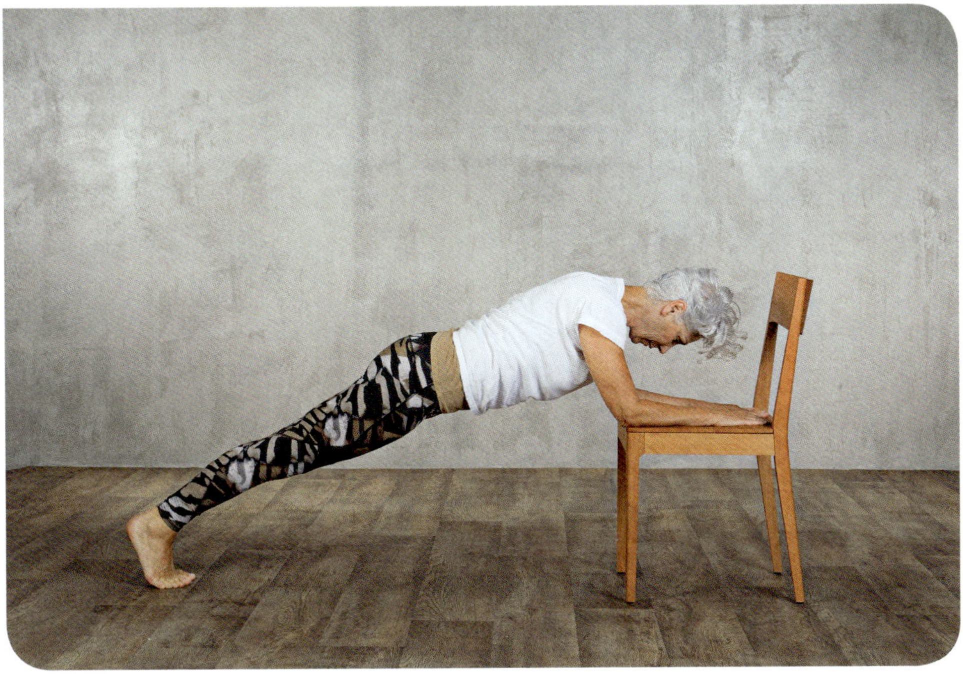

Salamander

So, wie du aus dem herabschauenden Hund in das Brett gehen kannst, kannst du aus dem Delfin in den Unterarmstütz gehen, den ich auch Salamander nenne, da diese Tiere relativ widerstandsfähig sind und man bei dieser Übung schon etwas Biss braucht.

Schiebe dein Gewicht aus der Delfinposition mit den Unterarmen auf der Sitzfläche nach vorne, bis die Schultern über den Ellenbogen stehen. Mit den Füßen gehst du schrittweise nach hinten, bis dein Körper eine gerade Linie von den Schultern bis zu den Fersen bildet. Je weiter die Füße nach hinten gehen, desto anstrengender wird die Übung. Lass nicht zu, dass der Rücken durchhängt. Halte die Übung einige Atemzüge.

Variante: Fortgeschrittene können in dieser Position noch ein Bein gestreckt anheben.

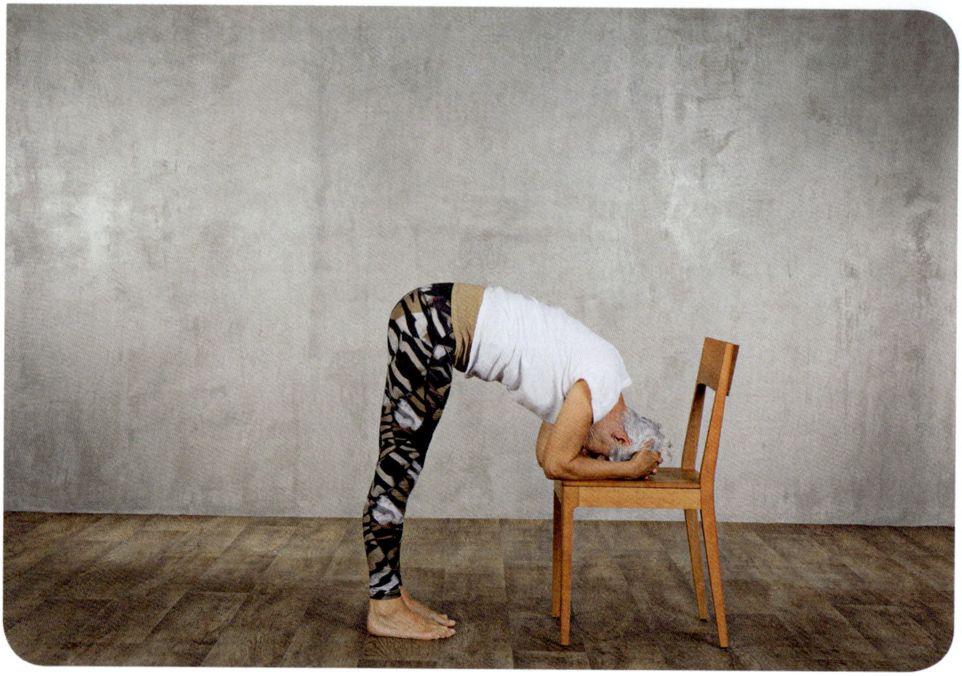

Halber Kopfstand

Du kannst vom Delfin aus auch in den halben Kopfstand kommen. Nimm hierfür die auf der Sitzfläche liegenden Hände zusammen, lege den Kopf in die Hände hinein und spüre, wie es dir damit geht.

Umkehrhaltungen!

Bei Umkehrhaltungen wird das Herz höher als der Kopf platziert. Das regt die Durchblutung an, die Organe werden entlastet und das Gehirn vermehrt mit Sauerstoff versorgt. Umkehrhaltungen gelten als Jungbrunnen, einige erfordern aber viel Kraft, Ausdauer und Körperspannung. Wenn du eine empfindliche Halswirbelsäule hast, sei bitte vorsichtig, auch wenn hier kein besonders großer Druck entsteht. Selbst sanfte Umkehrhaltungen sind nicht für jeden geeignet: Bei hohem Blutdruck, erhöhtem Augeninnendruck und in der fortgeschrittenen Schwangerschaft sollten sie vermieden werden. Auch nach Operationen, akuten Entzündungen oder akuter Erkrankung solltest du vorsichtshalber nochmal den Arzt befragen.

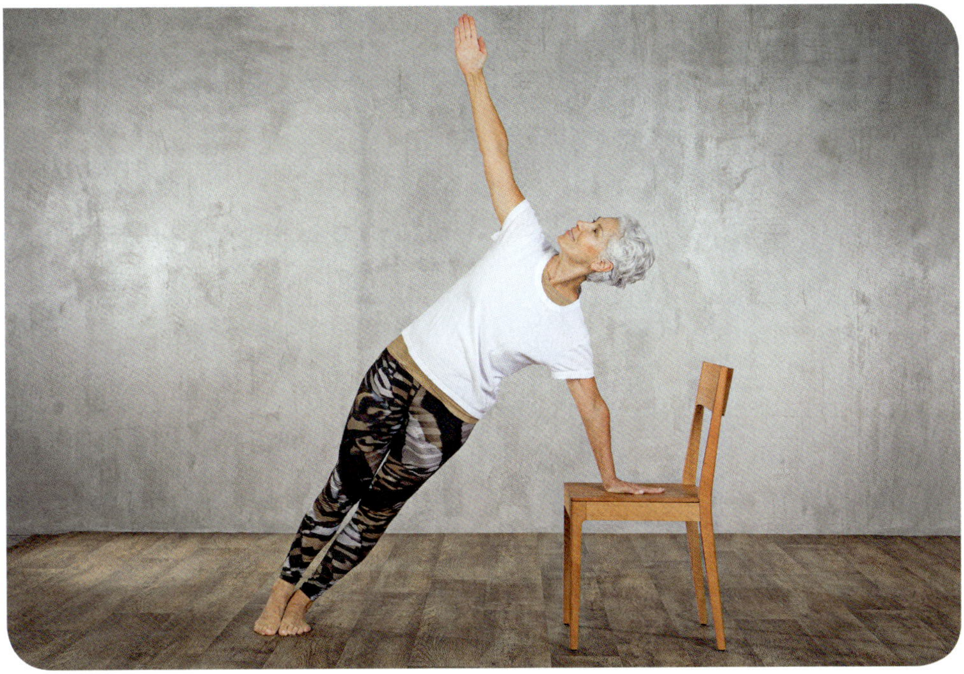

Seitliches Brett

Diese Asana und ihre Variationen sind nichts für reine Anfänger und schwache Handgelenke. Für alle anderen sind sie eine gute Herausforderung!

Du stellst dich seitlich neben den Stuhl. Erde die Hand, die zum Stuhl zeigt, auf dem Sitz. Stelle erst das vom Stuhl wegzeigende Bein ein Stück zur Seite und strecke es durch und folge dann mit dem anderen Bein. Du bildest jetzt eine gerade Linie von der Ferse bis zur Schulter. Es sieht aus wie das Brett, nur eben seitwärts. Der obere Arm zieht zur Decke. Diese Position hältst du für einige Atemzüge, bevor du die Seite wechselst.

Wenn du möchtest, kannst du auch noch das obere Bein anwinkeln und gegen das untere Knie stemmen.

Wenn du es etwas leichter haben möchtest, dann strecke nur das vom Stuhl wegzeigende Bein und lasse das andere etwas gebeugt. Der obere Arm zieht wieder nach oben und du hältst die Übung einige Atemzüge, bevor du die Seite wechselst.

Achte bei allen Stützhaltungen darauf, dass Schultern und Handgelenke übereinander sind – das stabilisiert und schützt deine Gelenke.

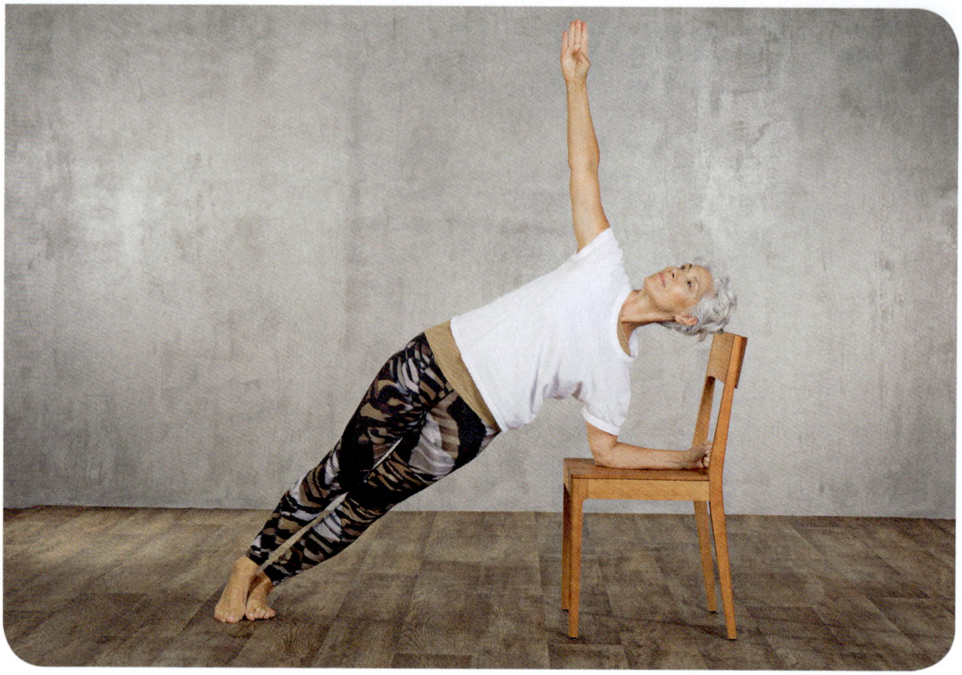

Seitlicher Unterarmstütz

Auch den Unterarmstütz kannst du in der Seitvariante am Stuhl praktizieren. Beginne wie beim seitlichen Brett beschrieben, nur mit dem Unterschied, dass dich hier nicht deine Hand stützt, sondern der Unterarm. Schulter und Ellenbogen stehen übereinander.

Fange gegebenenfalls mit der gestützten Variante (vorderes Bein angewinkelt, Fuß aufgestellt) an und wenn du dich wohlfühlst, strecke beide Beine und bringe die Füße zusammen. Alternativ können die Füße auch leicht versetzt sein, was die Übung etwas einfacher macht. Deine obere Hand kannst du in die Hüfte stützen oder nach oben zum Himmel strecken. Anschließend wechselst du die Seiten.

Varianten: Auch hier kannst du – sofern du die Kraft hast – gerne ein paar fordernde Alternativen ausprobieren und auch ein paar Atemzüge lang halten:
Du kannst wie beim seitlichen Brett das obere Bein anwinkeln und gegen das untere Knie stemmen, oder du hebst das obere Bein gestreckt ein Stück weit vom unteren Bein ab.

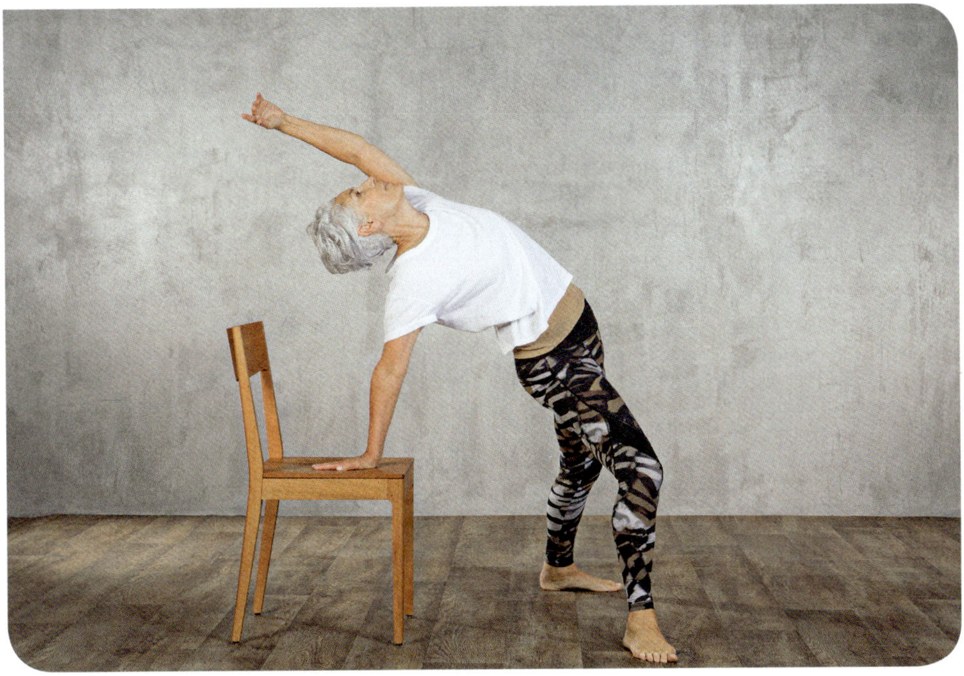

Wild Thing

Die Übung geht aus vom seitlichen Brett (Seite 123), und zwar von der einfachen Variante, in der ein Bein gestreckt und eines angewinkelt ist. Für »Wild Thing« bringst du das obere Bein ein Stück nach hinten, das vordere Bein stellst du etwas mehr nach vorne. Du stehst in einer Art Schrittstellung, die hintere Fußspitze weist vom Stuhl weg, die andere nach vorne. Jetzt lehnst du dich mit dem Oberkörper ein wenig zurück, um dein Herz zu öffnen.

Es ist einfacher, als es auf dem Bild aussieht – aber Wild Thing tut einfach gut! Die Asana öffnet das Herz und macht glücklich. Und man fühlt sich ein wenig wie ein Rockstar – so wird diese Übung übrigens auch genannt. Übe immer auf beiden Seiten.

Die Chakren

Die Chakren spielen im Yoga eine wichtige Rolle; sie repräsentieren so gut wie alle Lebensthemen, mit denen wir konfrontiert werden.

Als Chakren werden die unsichtbaren, feinstofflichen Energiezentren des Körpers bezeichnet, die sich entlang der Wirbelsäule bis zur Kopfeskrone aufreihen. Die sieben Hauptchakren gelten als die Zentren subtiler Lebensenergie. Sie sind Bewusstseinszentren und Lagerplätze für Energiekräfte.

»Chakra« bedeutet wörtlich »Rad«; du kannst dir jedes Chakra als eine Art Schwungrad vorstellen, das die Energie von einer tieferen zur nächsthöheren Entwicklungsstufe transportiert. Ein höchster Zustand der Ausgeglichenheit ist dann erreicht, wenn jede Blockade gelöst wurde und alle Chakren so offen sind, dass die Energie wieder frei und ungehindert fließen kann. Und die verschiedenen Yogaübungen von den Asanas über Pranayama bis hin zur Meditation sind ein Weg, Hindernisse beiseitezuräumen.

Der Zustand der Chakren – Grad der Öffnung, Blockaden, Energiestärke etc. – repräsentiert gleichzeitig den Zustand des Bewusstseins bzw. der Spiritualität. Die Chakren sind quasi der Spiegel unseres Bewusstseinszustandes. Jedes Chakra hat seine vorherrschende Charakteristik und besitzt eine bestimmte Bedeutung für unseren Körper, den Geist und die Seele.

Die sieben Chakren auf einen Blick

Muladhara Chakra (Basis- oder Wurzelchakra) sitzt im Beckenboden. Ihm werden u. a. das Element Erde, der Geruchssinn, die Farbe Rot, die Silbe/der Buchstabe Lam/U, der Planet Merkur zugeordnet. Es wird mit der Fähigkeit verbunden, sich im Leben verwurzelt zu fühlen.

Svadhishthana Chakra (Sakralchakra) sitzt im Unterbauch. Ihm werden u. a. das Element Wasser, der Geschmackssinn, die Farbe Orange, die Silbe/der Buchstabe Vam/O und der Planet Venus zugeordnet. Verbunden wird dieses Chakra mit allem, was die eigene Identität ausmacht.

Manipura Chakra (Solarplexus- oder Nabelchakra) sitzt im Bereich des Nabels. Ihm werden u. a. das Element Feuer, der Sehsinn, die Farbe Gelb, die Silbe/der Buchstabe Ram/OU und der Planet Mars zugeordnet. Es wird verbunden mit dem, was das eigene Selbst ausmacht.

Anahata Chakra (Herzchakra) sitzt im Brustraum. Ihm werden u. a. das Element Luft, der Tastsinn, die Farbe Grün, die Silbe/der Buchstabe Yam/A und der Planet Jupiter zugeordnet. Verbunden wird es mit allen emotionalen Themen.

Vishuddha Chakra (Hals- oder Kehlkopfchakra) sitzt im Hals. Ihm werden u. a. das Element Äther, der Hörsinn, die Farbe Meeresblau, die Silbe/der Buchstabe Ham/I und der Planet Saturn zugeordnet. Verbunden wird es mit dem achtsamen Verarbeiten und der Interpretation der Sinneseindrücke.

Das Ajna Chakra (Stirnchakra oder Drittes-Auge-Chakra) sitzt im Stirnraum. Ihm werden u. a. Geisteskräfte (feinstofflich), der Gleichgewichtssinn, die Farbe Dunkelblau, die Silbe/der Buchstabe OM/E und der Planet Uranus zugeordnet. Verbunden wird es mit der Fähigkeit, sich selbst und das Leben zu erkennen.

Sahasrara Chakra (Kopf- oder Kronenchakra) sitzt an der Krone des Kopfes. Ihm werden weder Element noch Sinn zugeordnet, wohl aber die Farbe Violett, die Silbe/der Buchstabe/I, das Mantra Om / Innerer Klang oder M und der Planet Neptun. Es wird verbunden mit der Fähigkeit, mit sich selbst und allem im Einklang zu sein – das, was man gemeinhin als »Erleuchtung« bezeichnet.

Im Einklang mit dir – Blockaden lösen

Die Asanas haben auf energetischer Ebene Einfluss auf die Chakren und je nach Übung werden verschiedene Chakren harmonisiert. Wer sich näher mit den Chakren auseinandersetzt und tiefer in die Materie eintaucht, kann Blockaden erkennen und lösen. Die dafür nötige Selbstreflexion ist am Anfang nicht ganz einfach, aber durch den »Blick in den Spiegel« und durch das Annehmen gelingt es, mehr und mehr loszulassen und in Einklang zu kommen. Eine Aktivierung, Öffnung, Reinigung und Heilung der Chakren nimmt entsprechenden Einfluss auf unseren Bewusstseinszustand.

Release-Übungen

Diese Release-Übungen reduzieren Stress und helfen uns, den Ballast loszuwerden, den wir alle mit uns herumschleppen. Alle diese Übungen kannst du stehend neben dem Stuhl, aber auch im Sitzen praktizieren.

Ausschütteln:
Schüttele den ganze Körper kräftig aus und stelle dir dabei vor, wie du alles Belastende einfach aus Körper und Geist »rausschmeißt«.

Ausklopfen:
Die Arme hängen neben dem Körper und du beginnst, dich locker von Seite zu Seite zu drehen und die Arme mitzunehmen. So klopfst du sanft den ganzen »Staub und Dreck« aus dir heraus und fühlst dich danach ganz sicher etwas frischer.

Holz hacken:
Du stellst dich in eine kleine Grätsche, nimmst die Arme über den Kopf und verschränkst die Finger ineinander (1). Atme tief ein, beuge ausatmend die Knie und schwinge die »Axt« nach vorne zwischen die Beine (2). Atme auf »haaaaaaa« lauthals aus. Stelle dir vor, wie du aus dem, was dich gerade aktuell belastet, Kleinholz machst. Wiederhole das einige Male und spüre nach.

Es gibt noch mehr Übungen, die beim Loslassen helfen. Du kannst den »Ballast« beispielsweise abwechselnd mit den Beinen »wegkicken« oder mit den Armen »wegboxen«, tanzen oder die Löwenatmung praktizieren und alles herausbrüllen. Angenehm ist auch, den ganzen Körper anzuspannen und dann lockerzulassen oder einfach die Schultern hochzuziehen und auf »haaaaa« alles los- und lockerzulassen.

Probiere aus, was dir guttut, und mache die Release-Übungen regelmäßig, damit der »Rucksack« mit dem emotionalen Ballast nicht unnötig schwer wird.

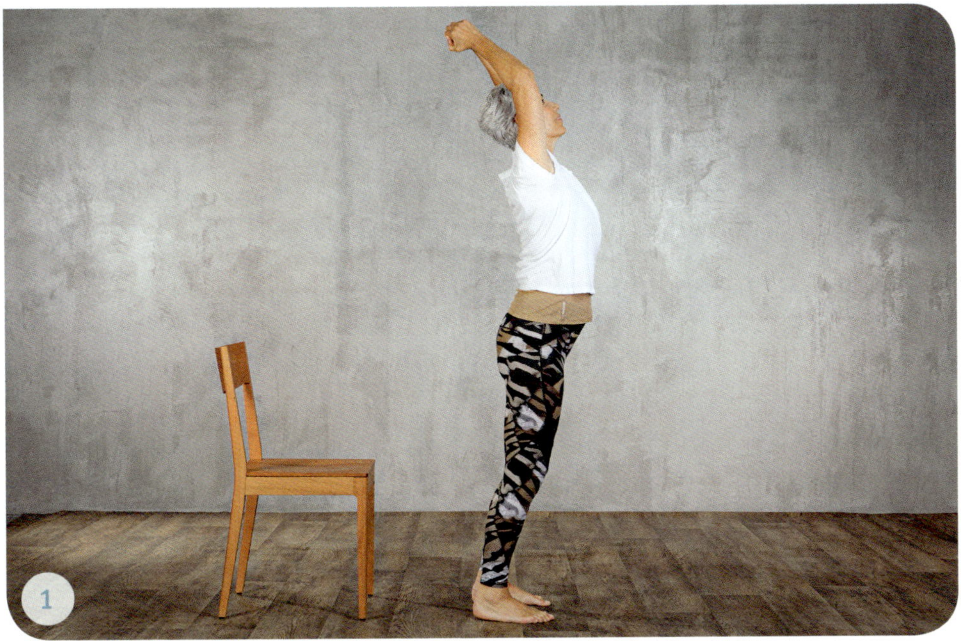
1

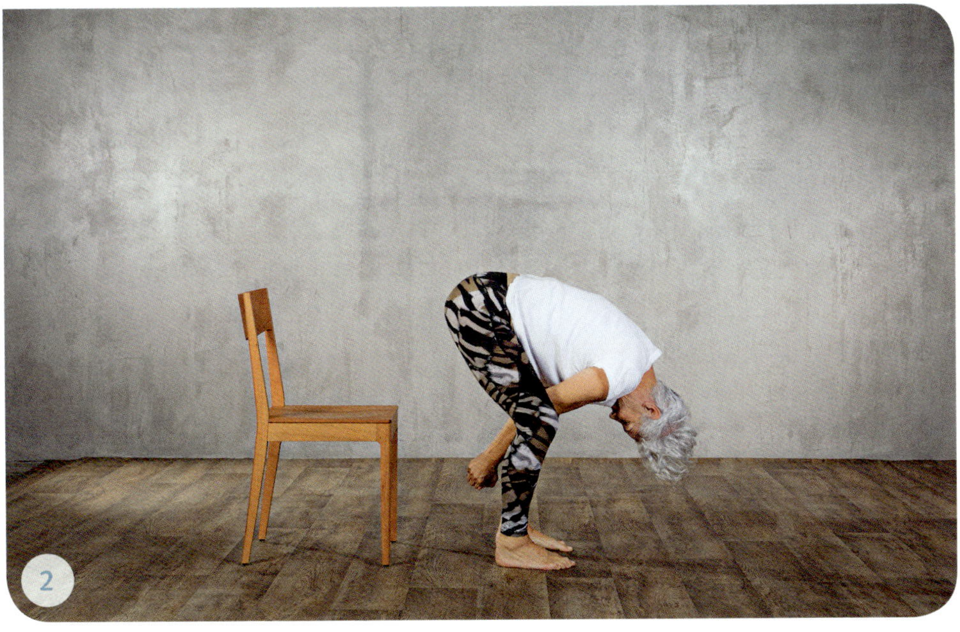
2

Stehende Bergposition

Die Bergposition – ob sitzend oder stehend – ist die Ausgangsposition für viele Yoga-Übungen. Es geht hier darum, die Höhe des Körpers zu erfahren und »Aufrichtigkeit« auch im übertragenden Sinne zu üben.

Stelle dich hierfür vor deinen Stuhl. Finde einen Abstand, mit dem du dich wohlfühlst. Oft wird gesagt, dass die Beine und die Zehen sich berühren sollen. Das finde ich, mit Verlaub, völlig irrelevant. Ich persönlich stelle die Beine gerne etwas breiter, weil es sich angenehmer anfühlt. Du kannst die Hände im Namasté vor dem Herzen halten oder locker neben dem Körper hängen lassen.

Spüre dann ganz bewusst in deine Füße, spiele ein wenig damit und verlagere das Gewicht hin und her. Dann erde beide Füße gut – verteile das Gewicht gleichmäßig. Spüre die Verbindung deiner Füße mit der Erde. Stelle dir gerne vor, dass du dich mit der Erde verwurzelst. Gehe dann minimal in die Knie und mit der Einatmung stelle dir vor, wie du dir die Energie aus der Erde ziehst, die du brauchst, und damit wächst. Strecke die Beine wieder ganz durch, spüre, wie du immer größer wirst. Ziehe auch gerne die Schultern noch einmal mit zu den Ohren, um sie dann ausatmend über hinten sanft zurückzukreisen und sinken zu lassen. Der Blick geht entspannt in Richtung Horizont.

Optimiere gegebenenfalls noch etwas die Grundspannung und ziehe die Muskeln ein wenig zu den Knochen. Übertreibe aber nicht, denn der Körper sollte eine Grundspannung haben, ohne angespannt zu sein. Spüre in die Stabilität im Fundament und die Leichtigkeit nach oben hinaus. Und dann verbinde dich ganz bewusst mit deinem Atem.

Die Bergposition verbessert die Körperhaltung und fördert Konzentration und Aufmerksamkeit. Sie stärkt das Selbstbewusstsein und erdet. Du bekommst ein besseres Körpergefühl und kräftigst Oberschenkel, Knie und Knöchel. In der Bergposition lege ich den Fokus immer wieder auf eine gleichmäßige, tiefe Ein- und Ausatmung. Sie wirkt daher sehr beruhigend und stressreduzierend und erhöht die Energie im Körper. Diese Asana ist eine Wohltat für Körper, Geist und Seele.

Die bewusste Aufrichtung ist einfach klasse, lässt dich in allen Bereichen wachsen und gibt so viel Energie! Zudem stärkt sie natürlich auch deinen Rücken. Viel Freude beim täglichen Wachsen!

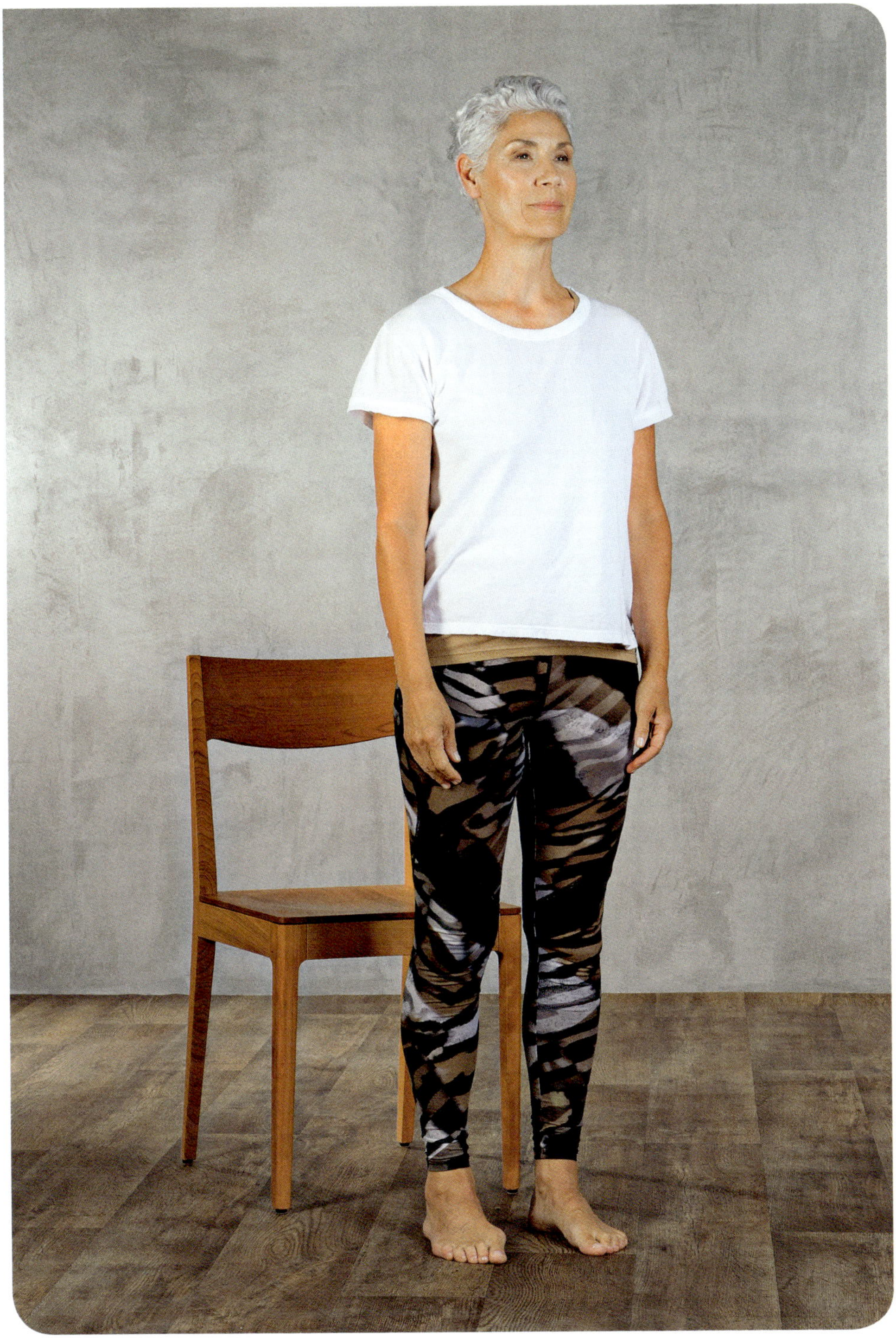

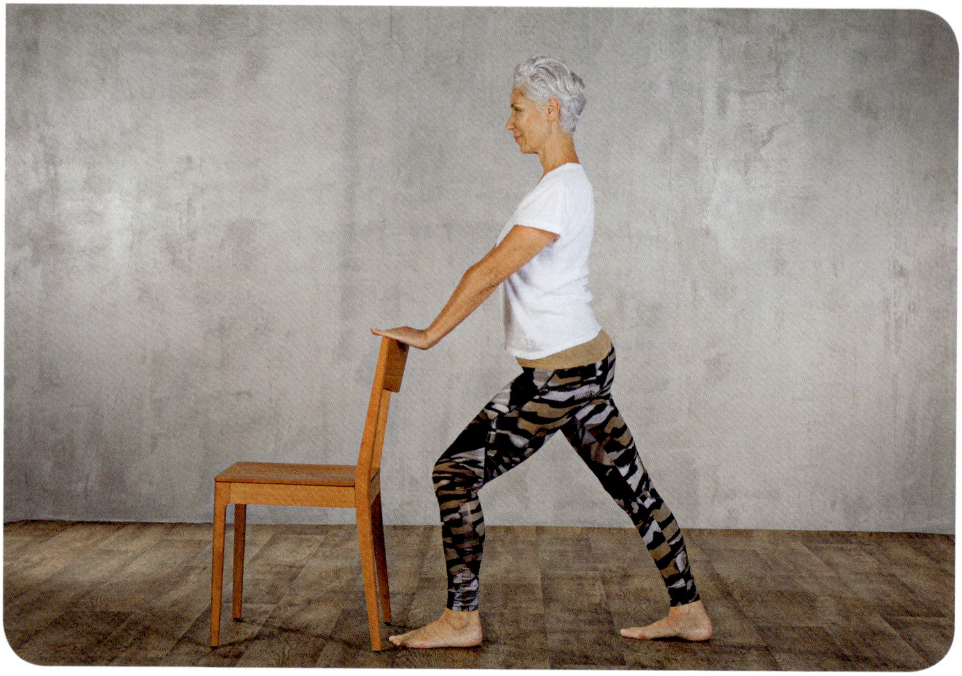

Krieger I stehend

Stelle dich in Bergposition hinter den Stuhl, die Hände auf der Lehne. Tritt mit einem Bein ein kleines oder auch etwas größeres Stück zurück. Achte beim vorderen Bein darauf, dass Knie- und Fußgelenk übereinanderstehen. Der hintere Fuß steht mit der ganzen Sohle am Boden und die Hüfte ist nach vorne ausgerichtet.

Wenn du sicher stehst, nimm eine Hand vom Stuhl und ziehe den Arm nach oben, ohne dabei die Schulter hochzuziehen. Wenn möglich, ziehe auch den anderen Arm nach oben.

Achte darauf, dass du beide Fußsohlen gut erdest. Deine Mitte ist aktiviert und die Schulterblätter streben sacht zueinander.

Du kannst diese (oder auch die nachfolgenden Positionen) einige Atemzüge lang halten oder sie auch fließend im Rhythmus mit dem Atem praktizieren. Du kannst auch Übungen kombinieren, zum Beispiel auf die Einatmung den Krieger I und auf die Ausatmung die Pyramide ausführen. Übe in jedem Fall auf beiden Seiten.

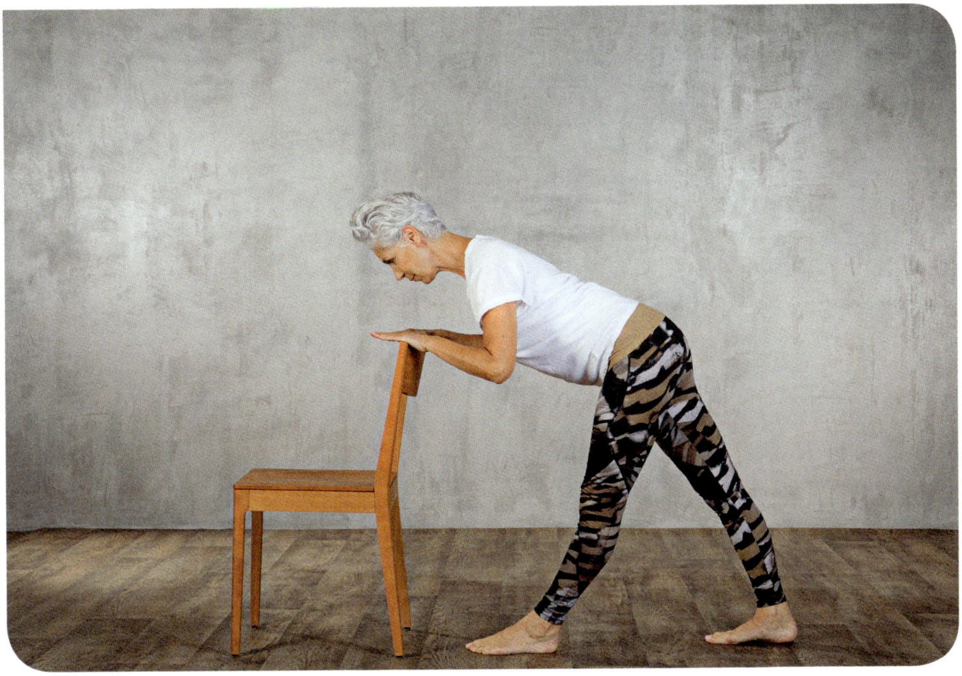

Pyramide

Ausgehend vom stehenden Krieger I (Seite 132) streckst du mit der Ausatmung das vordere Bein und lehnst dich vor, bis der Rücken gerade ist; die Hände liegen auf der Stuhllehne, die Ellbogen beugst du. Halte den Kopf in Verlängerung der Wirbelsäule.

Variante für Fortgeschrittene: Wer gelenkig ist und den Stuhl nicht benötigt, kann sich noch weiter vorbeugen und das Knie in Richtung Nasenspitze wandern lassen – du schaust zum Bein. Um eine angenehme Dehnung zu finden, kann die Schrittlänge variiert werden.

Du kannst auch eine kleine Drehung zur Seite probieren; richte dazu den Oberkörper auf und führe die Bewegung mit dem auf Schulterhöhe ausgestreckten Arm, der nach hinten zieht und dich aufdrehen lässt. Übe auf beiden Seiten.

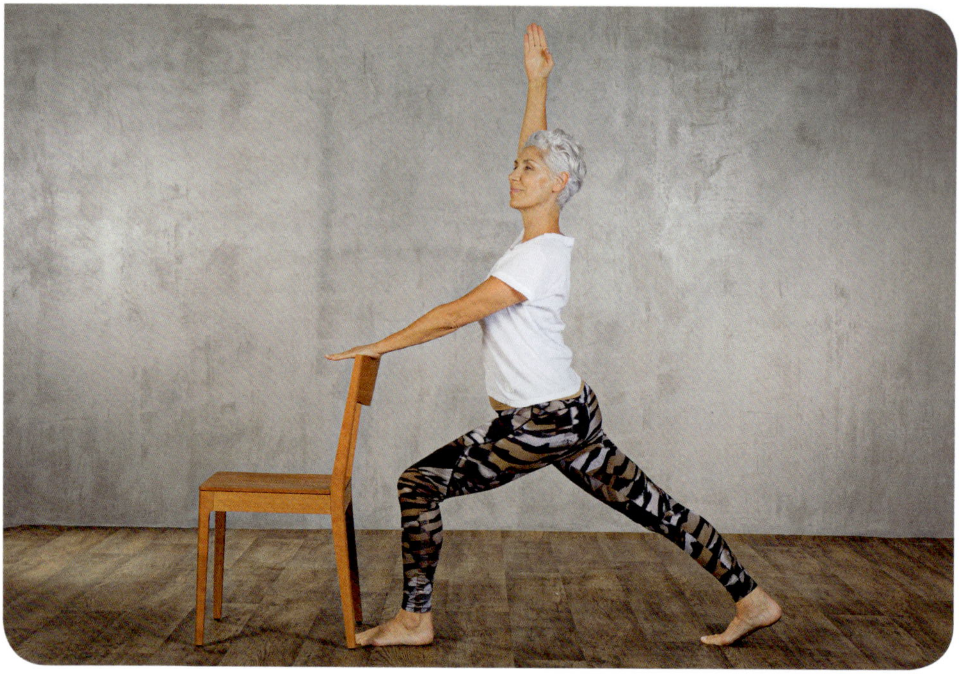

Hoher Ausfallschritt

Hier ist die Schrittposition etwas länger als beim stehenden Krieger I (Seite 132) und du erdest dich nicht mit der ganzen hinteren Fußsohle, sondern nur mit den Zehenballen. Die Hüfte ist nach vorne ausgerichtet und das hintere Bein gut gestreckt. Du kannst auch hier fließend üben und den Ausfallschritt mit der Pyramide abwechseln.

Wenn du noch etwas Kraft aufbauen möchtest, dann winkle mit der Ausatmung das hintere Knie an und senke das Schienbein bis kurz über den Boden. Halte diese Stellung ein paar Atemzüge lang oder praktiziere fließend: bei der Einatmung strecken, bei der Ausatmung beugen. Wenn du den Stuhl zur Stabilisation nicht brauchst, strecke die Arme Richtung Himmel, die Schultern ziehst du dabei nach unten. Übe auf beiden Seiten.

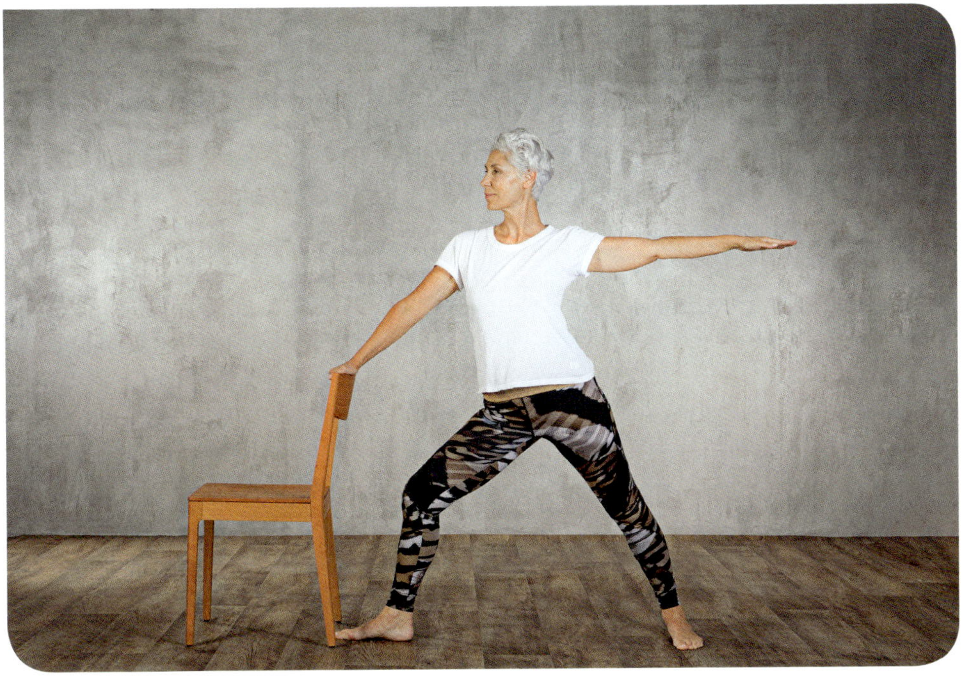

Krieger II stehend

Für den stehenden Krieger II drehst du – ausgehend vom stehenden Krieger I (Seite 132) bzw. dem hohen Ausfallschritt (Seite 134) – den hinteren Fuß nach außen, so dass die Hüfte geöffnet ist. Die vordere und hintere Ferse sollen in einer Linie sein. Stabilisiere dich mit der vorderen Hand (wenn das rechte Knie vorne ist, ist die rechte Hand die vordere und umgekehrt) am Stuhl. Mit der Einatmung ziehst du den hinteren Arm Richtung Decke und streckst ihn dann ausatmend nach hinten auf Schulterhöhe aus, wobei dein Blick über die vordere Schulter gerichtet ist.

Dein vorderes Knie bleibt auch in dieser Haltung über dem Fußgelenk. Achte auf eine stabile Basis. Wenn du dich sicher fühlst, löse auch die vordere Hand vom Stuhl und strecke sie auf Schulterhöhe aus. Anschließend wechselst du die Seiten.

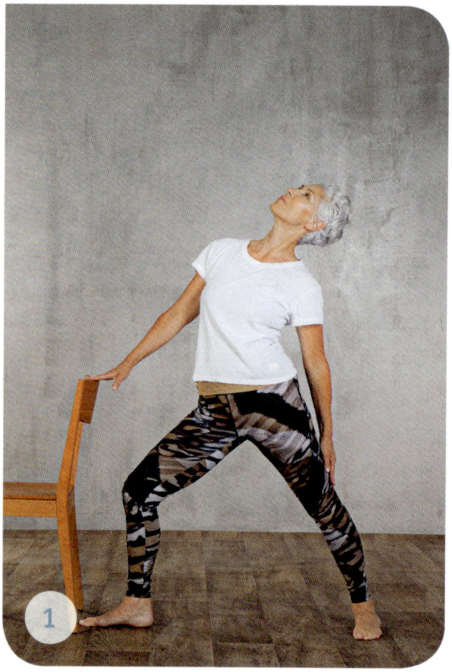

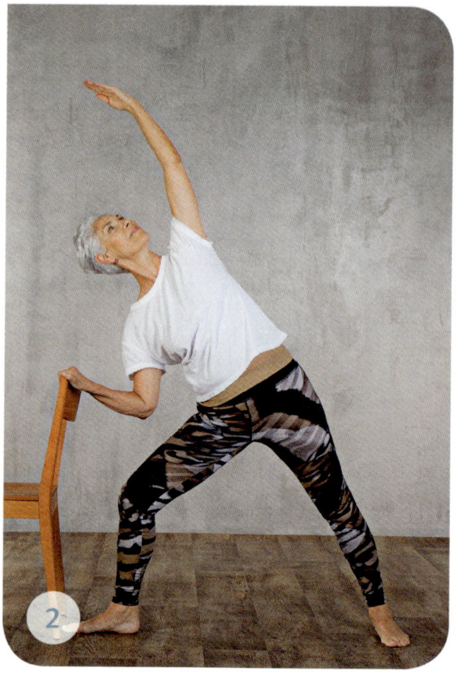

Rückwärtiger Krieger/seitlicher Winkel stehend

Auch in der stehenden Variante kannst du vom Krieger II (Seite 135) aus in den rückwärtigen Krieger fließen. Dazu lässt du die hintere Hand am Bein hinuntergleiten und lehnst den Oberkörper ebenfalls in Richtung Bein. Auch der Kopf macht die Bewegung mit, das dehnt angenehm die Halsseite. Die vordere Hand »sichert« dich am Stuhl (1). Du kannst natürlich auch den Arm lösen und ihn am oberen Ohr vorbei nach hinten ziehen. Übe auf beiden Seiten.

Wieder ausgehend vom Krieger II geht es für den seitlichen Winkel in die entsprechend andere Richtung. Du neigst den geraden Oberkörper Richtung Stuhl und ziehst mit dem hinteren Arm über den Kopf ebenfalls in Stuhlrichtung (2). Dies dehnt angenehm deine Körperseite. Du kannst die vordere Hand entweder auf die Stuhllehne oder auf die Sitzfläche legen. Wenn du sicher bist, löse die Hand. Du kannst sie auch auf dem vorderen Oberschenkel abstützen. Auch hier wechselst du anschließend die Seiten.

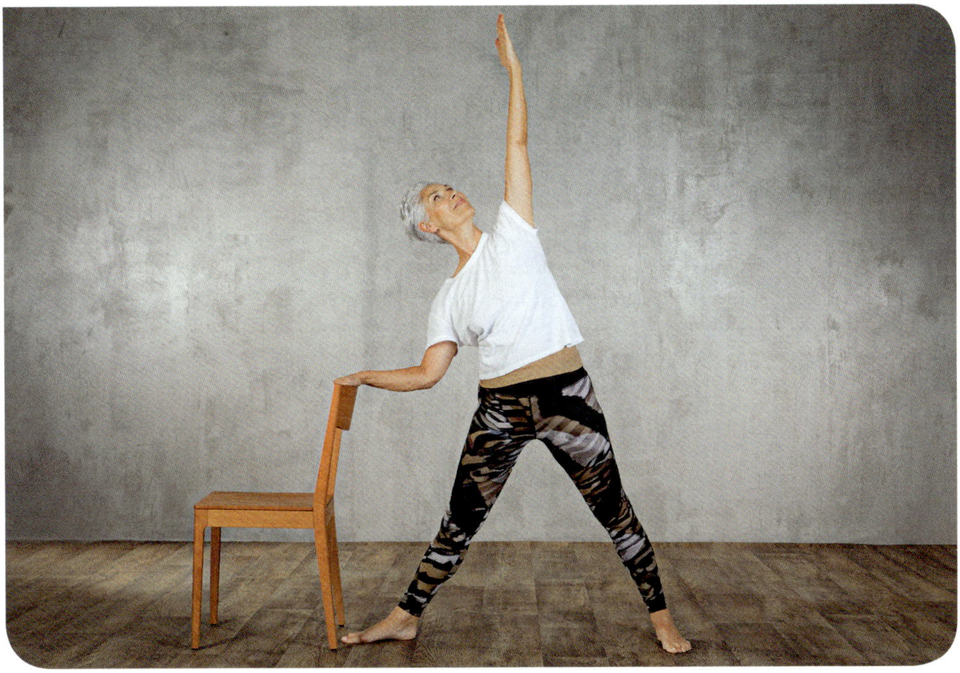

Stehendes Dreieck

Das Dreieck wird ebenfalls vom Krieger II (Seite 135) ausgehend aufgebaut. Strecke dafür das vordere Bein und neige dich mit geradem Oberkörper Richtung Stuhl.

Greife mit der vorderen Hand erstmal die Stuhllehne und spüre ein paar Atemzüge die Position. Wenn es sich gut anfühlt, kannst du die Hand auf dem Sitz ablegen oder am vorderen Bein entlanggleiten lassen. Der obere Arm zieht nach oben oder am Ohr vorbei Richtung Stuhl. Halte die Position ein paar Atemzüge und wechsele dann die Seiten.

Kleine Flowvariante: Ausgehend vom Dreieck kannst du ausatmend in eine Vorbeuge (Pyramide) kommen. Dafür neigt sich der Oberkörper nach vorne und du drehst gleichzeitig die hintere Hüfte in Richtung Stuhl. Die obere Hand greift an die Stuhllehne oder die Sitzfläche. Wenn du dich sicher fühlst, fließe hier: Öffne dich mit der Einatmung ins Dreieck und komme ausatmend in die Pyramide.

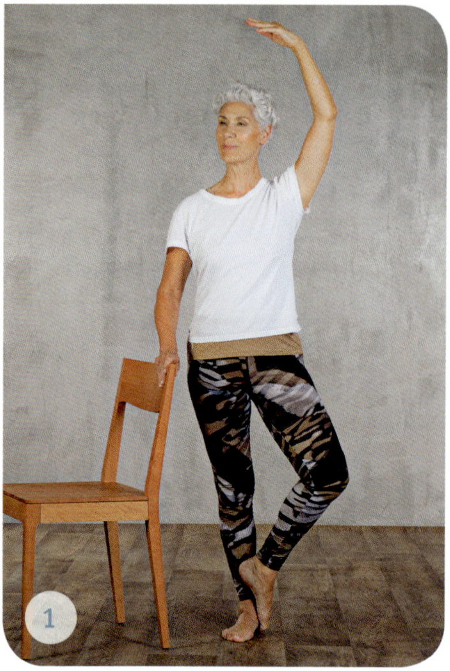

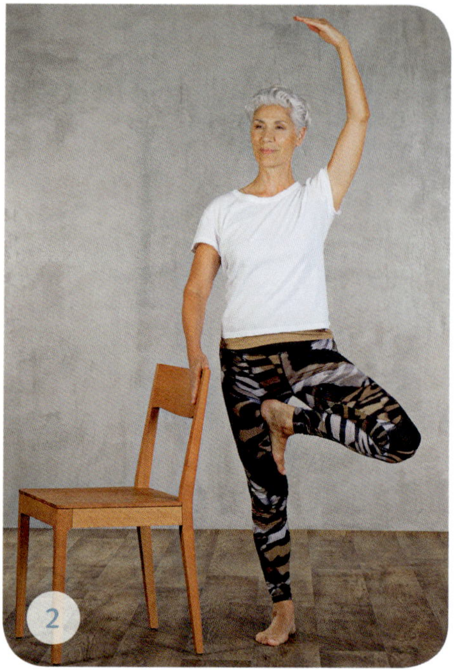

Baum

Für den Baum stellst du dich neben deinen Stuhl in Berghaltung (Seite 130). Verlagere das Gewicht auf ein Standbein und versuche, das andere Bein langsam vom Boden zu lösen. Wenn es dir Sicherheit gibt, bleibe mit einer Hand in der Nähe der Stuhllehne. Platziere den angehobenen Fuß am Schienbein oder etwas tiefer (nicht am Knie!) deines Standbeines, die Hüfte ist dabei (leicht) geöffnet. Du kannst, wenn dir das leichter fällt, die Zehenspitzen am Boden lassen (1).

Nimm, wenn du frei stehen kannst, die Hände vors Herz.

Mit etwas Übung brauchst du weder den Stuhl noch den Bodenkontakt der Zehen. Der Fuß kann bei Fortgeschrittenen auch an der Innenseite vom Oberschenkel des Standbeines abgesetzt werden (2). Probiere dich hier einfach aus. Suche dir einen Fixpunkt, aktiviere die unteren Bandhas (Seite 72) und versuche, das innere und äußere Gleichgewicht zu finden. Übe immer auf beiden Seiten.

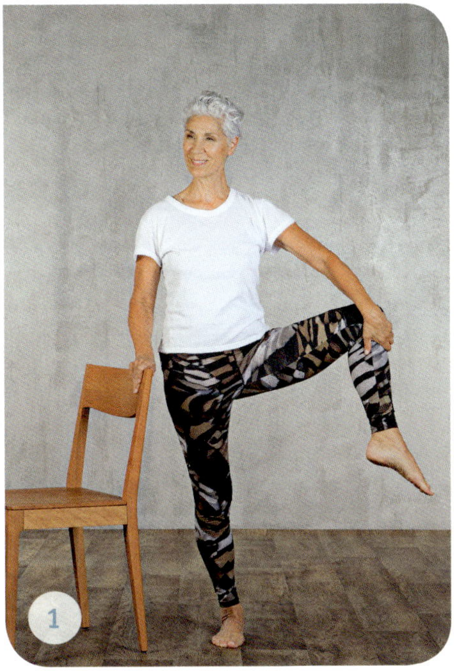

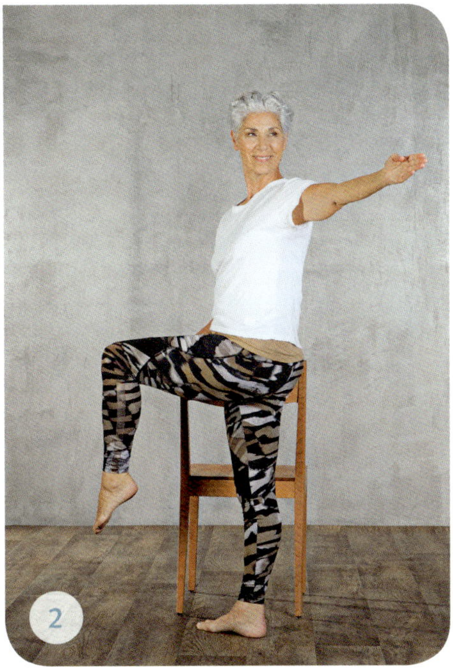

Baumvariationen

Winkele in der Baumposition (Seite 138) ein Bein an und hebe das Knie nach vorne. Greife mit der Hand das Knie. Du kannst nun das ganze Bein aus der Hüfte heraus seitlich kreisen und die Hüfte damit sanft mobilisieren.

Du kannst auch versuchen, die Hüfte des angewinkelten Beines zu öffnen und so das Bein nach außen zu drehen (1). Löse gegebenenfalls die Hand vom Knie.

Oder du baust eine Drehung ein. Führe diese Bewegung mit dem auf Schulterhöhe ausgestreckten Arm an, der nach hinten zieht. Folge mit dem Kopf und schau dem Arm über die Schulter nach (2).

Wechsele anschließend die Seiten.

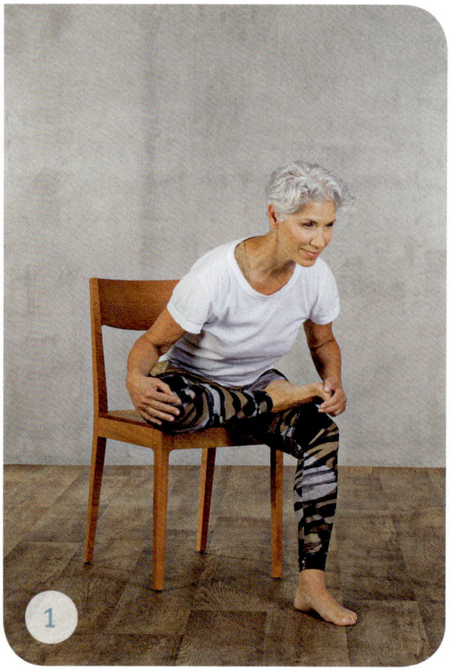

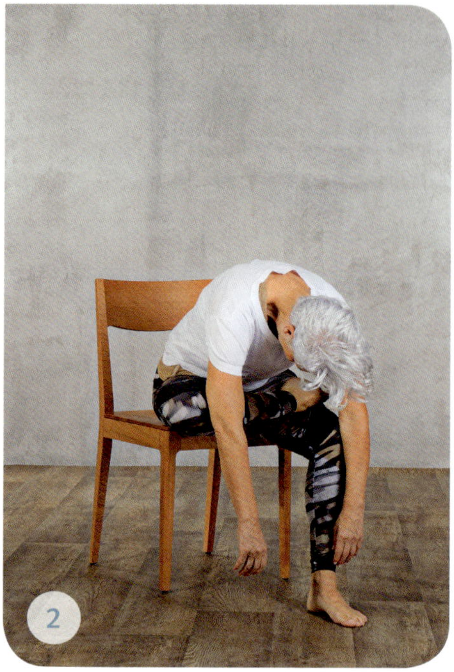

Sitzende Taube

Mit dieser und den folgenden Übungen kannst du dich sanft dehnen und so das Ende deiner Yoga-Praxis einläuten.

Setze dich aufrecht auf deinen Stuhl und stelle die Beine in normaler Sitzposition auf den Boden. Ziehe ein Knie zum Körper heran und umfasse das Schienbein mit deinen Händen. Achte darauf, dass du nicht zusammensackst, und halte die Dehnung einige Atemzüge lang.

Lege dann den Fuß auf das andere Bein oberhalb des Knies und ziehe die Zehen an, um so das Knie bzw. den Meniskus zu schützen. Der Fuß kann mit einer Hand festgehalten werden, um ihn zu stabilisieren, die andere Hand liegt auf bzw. am gebeugten Knie (1). Bei Bedarf kann das Knie mit sanften Druck Richtung Boden dirigiert werden, um die Dehnung zu intensivieren.

Einfache Variante: Wenn dir die Hüftöffnung zu stark ist, schlage bei dieser Haltung einfach ein Bein über das andere, so erreichst du eine sanftere und den Beschwerden angepasste Dehnung. Sollte sich auch das nicht gut anfühlen, lässt du diese Übung einfach aus.

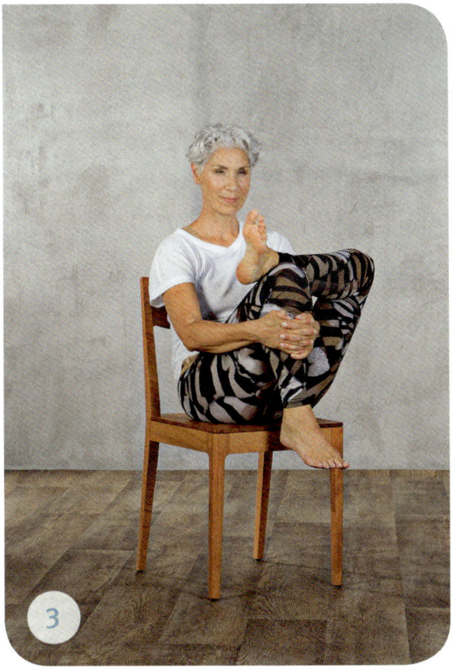

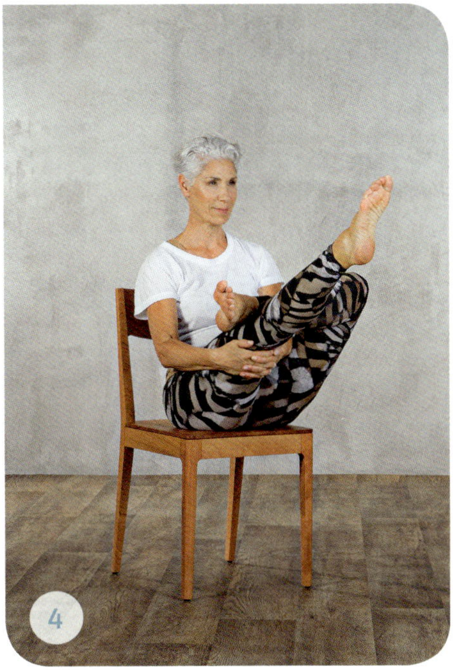

Variante für Fortgeschrittene: Beuge dich aus der Position mit auf dem Knie aufgelegtem Fuß sanft nach vorne (2). Gehe nur so tief, dass du die Dehnung noch als angenehm empfindest. Wenn es dir zu intensiv ist, schlage das obere Bein einfach über das untere und komme mit dem Oberkörper nach vorne.

Wenn du noch weiter gehen möchtest, dann greife mit den Händen das Schienbein des »Standbeines«, löse den Fuß vom Boden und ziehe das Beinpaket zu dir heran (3).

Alternativ kannst du auch den Oberschenkel des Standbeines greifen und das Bein gerade nach vorne ausstrecken (4); wenn du willst, kannst du auch einfach das Knie angewinkelt lassen.

Diesen Dehnungsablauf wiederholst du auch auf der anderen Seite.

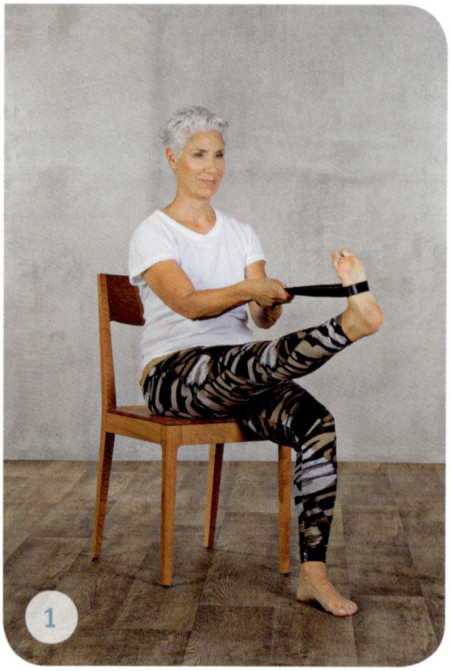

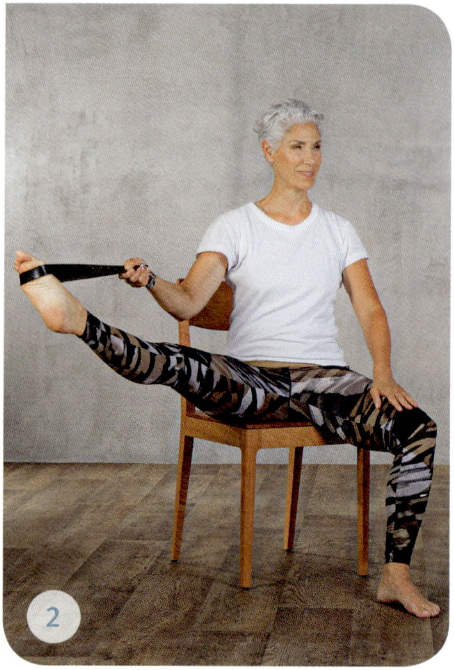

Dehnungssequenz mit dem Gurt

Du sitzt aufrecht auf deinem Stuhl. Platziere den Gurt unterhalb der Zehenballen des einen Beines und strecke das Bein, so gut es geht (1). Halte die Position mindestens zehn Atemzüge lang.

Beginne dann im Fluss des Atems mit der Einatmung, die Zehen vom Körper wegzustrecken (Ballerinafuß) und mit der Ausatmung die Zehen zum Körper zu ziehen. So aktivierst du gleichmäßig die Beinmuskulatur der Vorder- und Rückseite. Wiederhole auch das mindestens zehn Atemzüge lang.

Dann bringst du das gestreckte Bein langsam nach außen (2) und hältst die Dehnung wieder zehn Atemzüge. Danach streckst du das Bein langsam zur anderen Seite (3) und hältst die Position erneut.

Als Nächstes kannst du vorsichtig versuchen, das Knie anzuwinkeln, dabei soll die Fußsohle nach vorne zeigen; das Bein bleibt vor dem Körper, lass es nicht zur Seite kippen (4). Halte die Dehnung mit dem Gurt oder mit der Hand wieder einen Augenblick. Wenn dir am Anfang zehn Atemzüge zu viel sind, dann

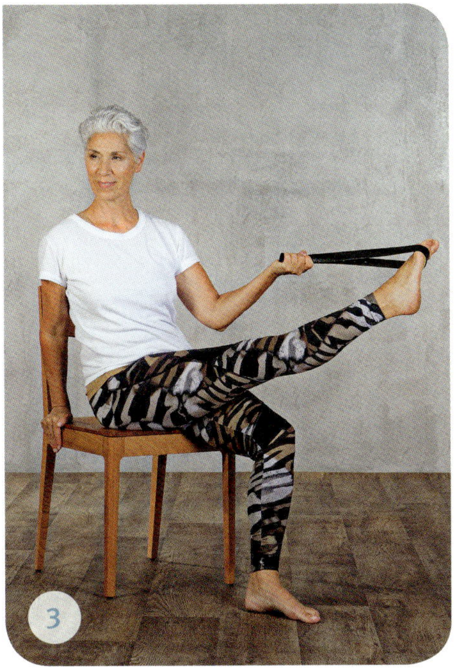

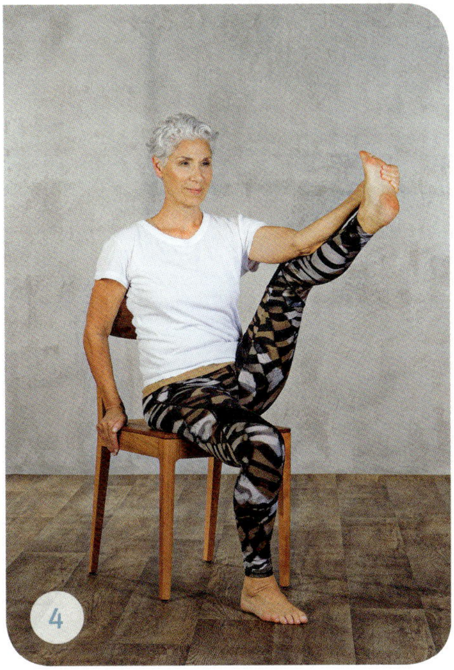

verweile nicht so lange und steigere dich ganz allmählich.

Führe diese Sequenz auf beiden Seiten durch.

Zum Cool-down passt auch Nadi Shodana, die Wechselatmung, oder eine Atemmeditation mit Nackendehnung. Bei der Einatmung ist der Kopf in der Mitte, bei der Ausatmung neigst du den Kopf zur rechten Seite. Bei der nächsten Einatmung gleitet der Kopf wieder zur Mitte, mit der Ausatmung zur linken Seite. Du kannst hier auch noch Oben und Unten mit dazunehmen.

Shavasana

Shavasana ist im Yoga die Endentspannung und kann mit »Totenstellung« übersetzt werden. In Shavasana üben wir uns im übertragenden Sinne im Sterben. Der Körper liegt still und gelassen da, die Gedanken kommen zur Ruhe.

Was sich so einfach anhört, ist für viele Menschen schwierig. Denn wenn der Körper zur Ruhe kommt und wirklich keinerlei Ablenkung da ist, wird es im Kopf so richtig laut – so laut, dass es manchmal kaum zu ertragen ist.

Der bekannte Yogaguru B. K. S. Iyengar schreibt in seinem Buch »Licht auf Yoga«:

> » *Es ist viel schwieriger, die Gedanken als den Körper ruhig zu halten. Deshalb ist diese dem Anschein nach einfach zu meisternde Haltung eine der schwierigsten.* «

Daher sollte diese Asana in jeder noch so kurzen Yogapraxis ein paar Minuten praktiziert werden.

Ich lege in meinen Stunden sehr viel Wert auf die Endentspannung. Sie dauert bei mir mindestens zehn bis 15 Minuten. Ich leite sie gerne mit einer geführten Meditation, autogenem Training oder einer Körper-/Fantasiereise ein und lasse die Teilnehmer am Ende noch gut fünf Minuten »in Stille«, gelegentlich begleitet von Musik.

Im Liegen

Normalerweise wird Shavasana im Liegen ausgeführt. Lege dich auf den Rücken. Kopf und Wirbelsäule sind in einer geraden Linie. Lege dir bei Bedarf ein kleines Kissen unter den Nacken oder ein Polster unter die Knie, um den unteren Rücken zu entlasten. Die Beine liegen leicht auseinander, die Füße fallen locker nach außen. Die Arme liegen etwas abseits vom Körper, die Handflächen zeigen zum Himmel. Decke dich bei Bedarf mit einer dünnen Decke zu. Spüre nochmal bewusst, ob du wirklich gut und bequem liegst, ruckele dich gegebenenfalls zurecht und, wenn du magst, wiege den Kopf sanft hin und her. Wenn sich alles wirklich stimmig anfühlt, schließe die Augen.

Auf dem Stuhl

Du kannst alternativ für Shavasana eine Meditationshaltung mit aufrechter Wirbelsäule einnehmen (1).

Wenn dir in dieser Haltung das Entspannen schwerfällt, wähle die Kindshaltung und richte dich so ein, dass du für ein paar Minuten loslassen kannst. Nimm dir dafür gerne ein großes Kissen und mache es dir damit richtig gemütlich (2).

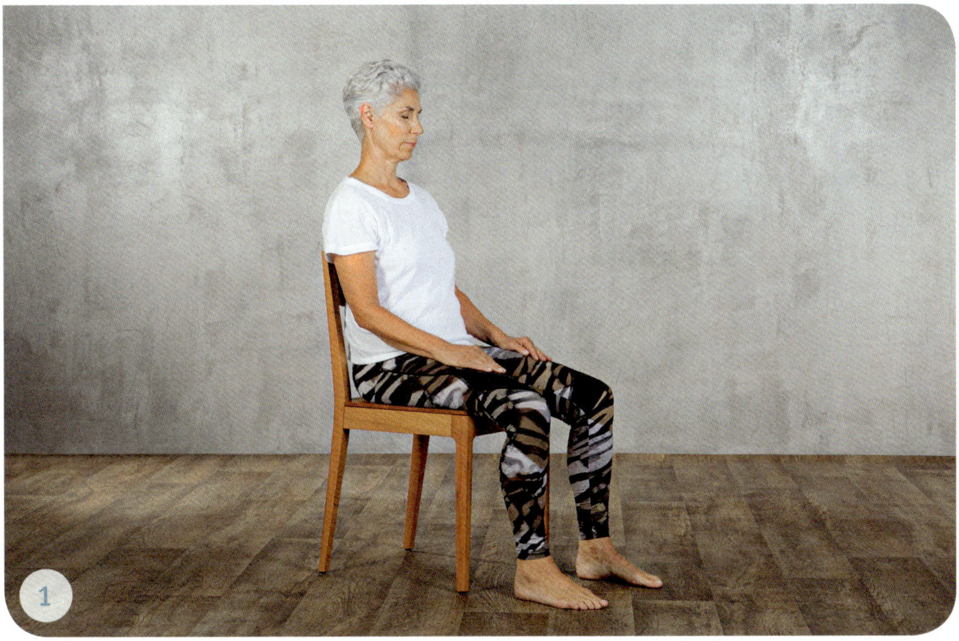

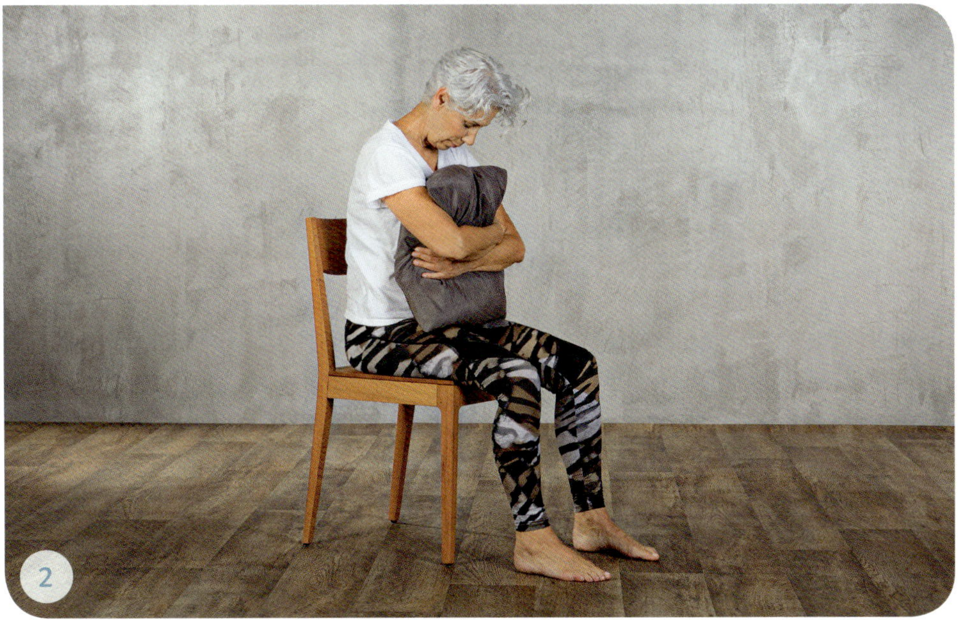

Allgemeine Endentspannung

Diese Entspannung ist angelehnt an die Grundtechniken des Autogenen Trainings und eignet sich als Abschlussentspannung. Es kann helfen, wenn du den Text laut liest und dich dabei, z. B. mit dem Handy, aufnimmst. Dann kannst du ihn dir während der Entspannung als Gedächtnisstütze abspielen.

Setze oder lege dich bequem hin. Finde eine Position, in der du dich gut entspannen und gleichzeitig wach und achtsam bleiben kannst. Nimm dir Zeit dafür.

Ruckele dich zurecht, so dass dich wirklich nichts mehr einengt. Wenn du magst, dann wiege nochmal sanft deinen Kopf von rechts nach links und von links nach rechts.

Wenn du deine Position gefunden hast, schließe sanft deine Augen.

Lass Ruhe einkehren – Ruhe in den Körper und Ruhe in den Geist.

Spüre, wie diese wohltuende Ruhe dich einnimmt, wie sich dich umhüllt und in jede einzelne Zelle deines Körpers dringt.

Ruhe. Stille.

Spüre, wie du immer tiefer in die Entspannung sinkst und loslassen kannst.

Deine Gesichtszüge sind ganz sanft und weich, die Augenbrauen gleiten auseinander und die Muskeln rund um deine Augen sind ganz gelöst, so dass dein Blick friedvoll nach innen gerichtet ist.

Der ganze Körper entspannt mehr und mehr. Die Schultern lassen los, deine Körpermitte lässt los. Der ganze Körper lässt los.

Spüre, wie er immer schwerer wird. Lasse die angenehme Schwere durch den ganzen Körper gleiten: schwere Arme, schwerer Kopf, schwerer Rumpf, schwere Beine. Der ganze Körper ist schwer und entspannt und gibt sich einfach der Erde hin.

Stelle dir vor, du bist an deinem Lieblingsplatz in der Natur. Es ist ein Ort, an dem du dich so richtig wohlfühlst und auftanken kannst.

Vielleicht bist du irgendwo am Meer, an einem See oder Fluss, im Wald oder in den Bergen.

Was für ein Ort es auch ist und wo auch immer er sein mag: Es ist ein geschützter Platz, an dem du vollkommen geborgen, frei und glücklich bist.

Nimm dir einen Augenblick, um deinen Kraftort mit allen Sinnen zu erkunden.

(Stille)

Lasse diese Eindrücke auf dich wirken und genieße das Sein an deinem ganz eigenen Kraftort in vollen Zügen.

Atme hier tief ein und tief aus und spüre das Wohlsein und die Glückseligkeit. Hier gibt es nichts Belastendes, du bist eins mit dir und diesem magischen Ort.

Lege dich einfach irgendwo hin und nimm wieder den gelösten, schweren Körper wahr. Genieße es, ihn so entspannt zu erleben.

Und dann lasse ein Gefühl von Wärme entstehen. Vielleicht helfen dir in der Vorstellung die Sonnenstrahlen dabei.

Nimm wahr, wie eine angenehme Wärme durch den Körper gleitet. Durch die Arme, den Rumpf, die Beine bis in die Füße hoch zu jeder einzelnen Zehe. Warm. Wohlig warm. Der Kopf bleibt angenehm kühl.

Und während du hier so ruhig, entspannt, angenehm schwer und wohlig warm an deinem Kraftort liegst, kommst du mit der Wahrnehmung zu deinem Atem, der ruhig und gleichmäßig durch dich hindurchfließt. Du atmest ein und aus. Immer wieder ein und aus. Ein und aus.

Spüre, wie sich beim Einatmen der Brustkorb sanft hebt und beim Ausatmen wieder senkt.

Dein Atem ist ruhig und gleichmäßig und dein Blick schweift in die Unendlichkeit des blauen Himmels. Ein Gefühl von Weite und Freiheit breitet sich in dir aus.

Nimm aus diesem wundervollen Gefühl heraus Verbindung mit deinem Herzen auf. Spüre den ruhigen und kräftigen Herzschlag und nimm wahr, wie dir warm ums Herz wird. Wenn du noch irgendetwas auf dem Herzen hast, dann lasse es jetzt zumindest einen Augenblick lang los. Öffne dich, werde weit und frei.

Und dann wandere mit der Wahrnehmung weiter zu deinem Bauchraum und spüre hier die Wärme. Vielleicht entdeckst du hier ein helles Licht. Es ist, als strahle dort in deinem Zentrum eine Sonne. Sie strahlt zu allen Seiten und das Licht wird immer größer und weiter. Es nimmt dich immer mehr ein, dringt in jede deiner Zellen und breitet sich auch über die Grenzen deines Körpers hinaus weiter aus – und verbindet sich mit allem, was ist.

Ein wundervolles Gefühl der Geborgenheit, des Getragenwerdens nimmt dich ein.

Verweile noch einen Augenblick in diesem Gefühl. Lasse dich einfach von der Erde tragen und genieße die Ruhe, die Stille im hellen Licht deines Seins in deinem Shavasana.

(An dieser Stelle einen Augenblick der Stille wahren und sie ggf. mit einem schönen Lied untermalen.)

Und dann nimm die kühle Luft an deiner Nasenspitze wahr. Du weißt, dass es Zeit wird zurückzukehren, zurück ins Alltagsbewusstsein. Vertiefe wieder deine Atmung und lasse mit ihr Frische und Klarheit durch dich hindurchgleiten.

Und dann beginne, dich mit kleinen, sanften Bewegungen zu wecken.

Bewege die Finger und die Zehen, die Handgelenke und die Fußgelenke und lasse die Bewegungen intuitiv größer und weiter werden.

Spüre nach, was du für dich brauchst, um allmählich ganz wieder hier anzukommen.

Wenn du magst, kannst du dich nochmal richtig recken und strecken, ganz klein machen und dir eine Umarmung schenken. Mache, was dir guttut, und komme auf deine eigene Art und Weise und in deinem Tempo zurück ins Hier und Jetzt.

Minutenmeditation

Wer beispielsweise die Mittagspause für ein wenig Dehnung und Lockerung nutzt, wird keine Zeit für ein ausgiebiges Shavasana haben. Spüre aber trotzdem noch einen Augenblick in Stille nach. Schließe einfach für ein paar Augenblicke die Augen und gönne dir noch eine Atempause, bevor du dann gestärkt und erholt ans Tageswerk gehst.

Eine Minutenmeditation ist zwischendurch immer mal wieder zu empfehlen. Halte mehrmals im Alltag kurz inne. Drücke die Stopptaste. Nimm dir eine bewusste Atempause oder Zeit für bewusstes Wahrnehmen (inneren Zeugen aktivieren).

Die Entspannungs-übungen

Diese Übungen kannst du zum Einstieg oder Ausklang deiner Yogapraxis machen oder einfach mal zwischendurch, wenn du merkst, dass du zur Ruhe kommen solltest.

Körperreise/Bodyscan

Die Körperreise – auch Bodyscan genannt – ist eine Entspannungstechnik, bei der der/die Übende aufmerksam den eigenen Körper scannt, ohne zu bewerten oder auf Empfindungen zu reagieren, und durch das wertfreie Wahrnehmen Entspannung erfährt.

Eine Körperreise kannst du am Anfang, aber auch am Ende einer Yogapraxis einbauen. Am Anfang der Praxis ist es sinnvoll, sie eher kurz zu halten. Sie dient dazu, im Augenblick anzukommen. Als Endentspannung darf sie ruhig etwas länger sein.

Den Bodyscan – wie auch andere Entspannungstechniken – kann man jederzeit auch separat durchführen, um sich eine Auszeit zu gönnen und die Achtsamkeit zu schulen.

So geht's:

Finde eine angenehme und aufrechte Sitzposition und atme dann bewusst ein und aus. Spüre, wie die Atemluft deinen Körper durchströmt. Nimm wahr, wie kalte Luft in die Nase einströmt und sie angewärmt den Körper wieder verlässt.

Achte darauf, wo du den Atem am deutlichsten spürst: an der Nase, im Brustbereich oder im Bauchraum. Nimm dabei wahr, wie sich dein Bauch wölbt oder Brustkorb oder Nasenflügel sich weiten und sich auch wieder zusammenziehen.

Richte dann die Aufmerksamkeit auf die verschiedenen Bereiche deines Körpers. Versuche den Körper achtsam zu »scannen«. Beginne beim linken Fuß, wandere über das linke Bein zur Hüfte, zur Taille und zu den Geschlechtsorganen. Wiederhole das mit dem rechten Bein. Dann geht es über den Bauchraum hoch in den Brustraum, die Schultern und die Arme und Hände. Am Ende gehst du durch deinen Kopf.

Versuche, einfach wahrzunehmen, was ist. Das kann ein Kribbeln oder ein Pochen sein, du kannst Wärme oder Kälte spüren, An- und Entspannung. Oder auch einfach nichts

Wenn du wenig Zeit hast, dann verkürze den Bodyscan und lenke die Wahrnehmung auf die großen Teile des Körpers: Arme, Kopf, Rumpf und Beine.

Du kannst dir auch vorstellen, dass du bewusst in diese Bereiche hineinatmest und sie mit neuer Energie versorgst. Lasse dann mit der Ausatmung jede Form der Anspannung aus dem Körper entweichen.

Abschließend kannst du durch einen imaginären Punkt an der Kopfeskrone einatmen, die Luft durch den Körper strömen lassen und aus den Füßen ausatmen. Dann atmest du durch die Füße ein, lässt die Luft von unten nach oben fließen und atmest durch die Kopfeskrone wieder aus. Dein ganzer Körper wird durchströmt und atmet.

Progressive Muskelentspannung

Bei der progressiven Muskelentspannung (kurz PME) nach Edmund Jacobson handelt es sich um ein Entspannungsverfahren, bei dem durch die willentliche und bewusste An- und Entspannung bestimmter Muskelgruppen ein Zustand tiefer Entspannung erreicht werden soll. Dabei werden nacheinander die einzelnen Muskelpartien zunächst angespannt, die Spannung wird kurz gehalten und dann die Spannung gelöst. Die Konzentration wird dabei auf den Wechsel zwischen Anspannung und Entspannung gerichtet und auf die Empfindungen, die damit einhergehen. Ziel ist eine Senkung der Muskelspannung unter das normale Niveau aufgrund einer verbesserten Körperwahrnehmung.

Mit der Zeit soll der/die Übende lernen, muskuläre Entspannung herbeizuführen, wann immer gewünscht. Zudem sollen durch die Entspannung der Muskulatur auch andere Zeichen körperlicher Unruhe oder Erregung reduziert werden, wie beispielsweise Herzklopfen, Schwitzen oder Zittern. Darüber hinaus können Muskelverspannungen aufgespürt und gelockert und damit Schmerzzustände verringert werden. Ursprünglich gab es nach Jacobson 30 Muskelgruppe, mittlerweile ist ihre Zahl reduziert worden. Hier stelle ich dir nur eine sehr verkürzte Variante vor, du kannst nach diesem Schema auch eine längere Variante ausprobieren.

So geht's:

Setze dich wieder bequem hin und schließe die Augen. Atme einige Male tief durch.

Spanne nacheinander folgende Bereiche ca. fünf Sekunden an. Lasse dann etwa zehn Sekunden locker und spanne den nächsten Bereich an. Beim Anspannen atmest du ein, beim Entspannen aus. Besonders angespannte Muskelgruppen kannst du auch mehrmals anspannen und entspannen. Du kannst die Beine und Arme jeweils einzeln entspannen oder jeweils beide Arme und Beine gleichzeitig.

- rechter Fuß/rechtes Bein (anheben und anspannen)
- linker Fuß/linkes Bein (anheben und anspannen)
- Gesäß
- Bauch (Nabel nach innen ziehen, unteren Rücken in die Stuhllehne pressen)
- Rücken, Brust (Brust runden, Schulterblätter zusammenziehen)
- rechte Hand zur Faust/rechten Arm
- linke Hand zur Faust/linken Arm
- Schultern zu den Ohren hochziehen
- Gesicht anspannen (Zitronengesicht)
- Spanne zum Schluss noch einmal alle Muskeln zusammen an, halte die Spannung kurz und lasse dann abrupt wieder locker und spüre die entspannte Muskulatur. Genieße das Gefühl.

Kurzform

Hier werden die Muskeln in vier große Gruppen geteilt: Arme, Kopf, Rumpf, Beine. Diese Form ist für den Einstieg in die Yogapraxis günstiger, da sie nicht so lange dauert.

- **Arme:** Winkle beide Arme im Ellenbogen an, balle die Fäuste, drücke die Arme an deinen Körper heran und ziehe die Schultern etwas nach hinten unten.
- **Kopf und Nacken:** Runzele die Stirn, kneife die Augen fest zusammen, rümpfe die Nase, beiße die Zähne aufeinander, schneide eine richtige Fratze und ziehe dein Kinn in Richtung Brustbein und den Kopf nach hinten oben.
- **Rumpf:** Ziehe die Schultern nach hinten und gleichzeitig etwas nach unten, lasse den Bauch und den Rücken hart werden.
- **Beine:** Beuge die Zehen weg vom Gesicht, bis die Fuß- und Wadenmuskeln gespannt sind, drehe dabei die Füße etwas nach innen, bis die Außenkante der Fußsohle in den Boden hineingedrückt werden können. Übe so viel Druck aus, dass die Füße fixiert sind, und spanne zusätzlich die Oberschenkelmuskulatur an, so als wolltest du den Fuß auf dem Boden nach vorne von dir wegschieben.

Halte die Spannung jeweils fünf bis sieben Sekunden, löse dann alle Muskeln gleichzeitig und spüre nach.

Atemmeditation

Atembeobachtung steigert die Konzentration und Selbstwahrnehmung und du übst dich darin, im Hier und Jetzt zu verweilen.

Setze dich aufrecht hin und schließe sanft die Augen. Wenn du magst, nimm deine Hände im Gyan-Mudra (Seite 56) zusammen.

Richte deine Aufmerksamkeit ganz auf den Atem. Nimm wahr, wie der Atem in deinen Körper ein- und wieder ausströmt. Beobachte den Atem, ohne ihn zu beeinflussen. Spüre wie kühle Luft durch die Nase eintritt und wie wärmere Luft durch die Nase wieder ausströmt, wie sich der Brustkorb im Einatmen weitet und wie sich der Brustkorb im Ausatmen entspannt, wie sich der Bauchraum im Einatmen hebt und wie er sich im Ausatmen wieder senkt.

Versuche bei der Beobachtung des Atems wach und konzentriert zu bleiben. Nimm wahr, wie er immer wieder kommt und geht, kommt und wieder geht. Wann immer du Gedanken bemerkst, halte sie nicht fest. Lasse sie ziehen und kehre dann zum Atem zurück.

Wenn es dir hilft, mehr beim Atem zu bleiben, kannst du dir bei der Einatmung EIN sagen und bei der Ausatmung AUS. Oder du zählst die Atemzüge bis zehn und wieder zurück. Spüre die Stille und die Beobachtung des Atems. Mögliche Ablenkung registrierst du völlig wertfreit und kehrst einfach wieder zurück zum Atem. Es ist ganz normal, dass sich dein Geist immer mal wieder zu Wort meldet.

Atme ein, und wenn eine Pause entstehen möchte, lasse sie da sein. Atme aus und wenn eine Pause entstehen möchte, lasse sie da sein.

Nimm jetzt noch einmal den kompletten Atemvorgang wahr:

- Im Einatmen das Einströmen in die Nase und dann das Heben des Brust- und Bauchraums
- Im Ausatmen das Ausströmen aus der Nase und das Senken des Brust- und Bauchraums
- Die Pause nach dem Ein- und Ausatmen

Folge diesem Atemfluss noch eine Weile. Und dann lasse den Atem wieder fließen, ohne ihn zu beobachten.

Nach mehrmaligem Üben und der Stille, die dadurch entsteht, kannst du die Atembeobachtung zur Sammlung, Konzentration und Selbstwahrnehmung auch im Alltag mehr und mehr nutzen.

Meditation der liebenden Güte

Für diese Meditation finde wieder eine bequeme und aufrechte Meditationshaltung, komme zur Ruhe, konzentriere dich auf deinen Atem. Wenn du so weit bist, kannst du folgende Sätze rezitieren:

» *Möge ich glücklich sein.*
Möge ich mich sicher und geborgen fühlen.
Möge ich gesund sein.
Möge ich unbeschwert leben. «

Du sagst dir gedanklich die Sätze so lange, wie es sich gut anfühlt. Später kannst du in diese Sätze auch anderen Menschen einbeziehen, erst die, denen du es wirklich wünschst, und dann nach und nach auch jene, denen du vielleicht nicht ganz so wohlgesinnt bist. Irgendwann kannst du mehr und mehr Menschen, Tiere, ja, alles mit einbeziehen (Mögest du ..., möget ihr ...).

Du kannst ähnliche Meditationen zum Thema Mitgefühl, Gleichmut, innerer Frieden, Dankbarkeit, Freude usw. machen. Finde dafür einfach die für dich passenden Sätze und rezitiere sie für dich und für andere.

Es reicht auch eine einfache »Affirmation« – das sind bewusst positiv formulierte Gedanken wie »Ich schaffe das«, »Ich bin ruhig und gelassen«, »So, wie ich bin, bin ich gut und richtig«, »Ich kann genug, ich habe genug und ich bin genug!«. Sie können uns dabei helfen, aus einem »Tief« herauszufinden, unsere »Muster« zu verändern und eine positive(re) Lebenseinstellung zu finden. Finde einfach ein oder zwei Sätze, die sich gut anfühlen, und wiederhole sie eine Weile. Du kannst sie jederzeit während des Nachspürens in der Yogapraxis wiederholen.

Mantra-Meditation

Das Sanskrit-Wort »mantra« bedeutet so viel wie »Spruch«, »Lied« oder »Hymne«. Es ist die Bezeichnung für eine heilige Silbe, ein heiliges Wort oder einen heiligen Vers.

Mantren sind also (spirituelle) Klangschwingungen, die durch stetes Rezitieren dabei helfen, den Geist zu entleeren.

Darum beginnen und enden viele Yogastunden mit dem »Om« und der Rezitation eines Gebets/Mantras.

Aktive Meditation – Feuerwerk der Gefühle

Es gibt sie, diese Tage, an denen nicht daran zu denken ist, sich einfach mal für eine halbe Stunde hinzusetzen und in die Stille zu gleiten. Meistens liegt das an dem von einem Gedankenkarussell hervorgerufenen Gefühlschaos. Ich zwinge mich an solchen Tagen nicht dazu, still werden zu müssen – nach dem »Feuerwerk der Gefühle« passiert das quasi von allein! Ich habe festgestellt, dass es mir – wenn ich mich einfach mal auf die Gefühle einlasse – viel besser geht und ich danach wundervoll »leer« und leise« bin.

Diese aktive Meditation solltest du möglichst an einem Ort praktizieren, wo du ganz ungestört bist, da es durchaus lauter

Mantras

OM – AUM

Das Om (AUM) ist in gewisser Weise das Mantra unter den Mantras – das Ur-Mantra, auf dem alle anderen Mantras aufgebaut sind. Es ist eine Silbe aus dem Sanskrit. Dieses Mantra für Frieden, Harmonie und Glück bedeutet übersetzt. Das Om gilt bei den Hindus, Jainas und Buddhisten bis heute als heilig.

Sein Klang steht für den transzendenten Urklang, aus dessen Schwingungen nach hinduistischem Verständnis das gesamte Universum entstand. Es bezeichnet die höchste Gottesvorstellung, das formlose Brahman, die unpersönliche Weltseele. Diese umfasst das Reich der sichtbaren Erscheinungen und das Reich des Transzendenten.

Das Sanskrit-Alphabet beginnt mit O und endet mit M, das heißt, dass mit dem OM alles, was mit Worten ausgedrückt werden kann, gesagt ist. Das gesprochene oder gesungene Om ist aus drei Buchstaben zusammengesetzt: A – U – M. Sie stehen für das Klangspektrum, das wir artikulieren können. Das »A« kommt von ganz unten und wir können es tönen, wenn wir Mund und Rachen öffnen und einen Ton bilden. Das »U« wird etwa in der Mitte getönt und das »M« am Ende mit geschlossenem Mund.

Der erste Teil »A« steht für den Anfang, das »U« für den Fortschritt und das »M« für die Auflösung. Daher repräsentiert OM jene Kraft, die für die Schöpfung, die Entwicklung und die Auflösung dieses Universums verantwortlich ist, nämlich Gott selbst.

Das Om wird gerne zu Anfang und/ oder am Ende einer Yoga-Stunde gesungen. Es beruhigt den Geist und gleichzeitig werden dabei alle Organe sanft massiert.

Anfänger empfinden das Om oft als fremd und abschreckend. Aber wer die Vorurteile beiseitelässt und einfach auf der wohltuenden Welle des Oms kosmisch »mitschwingt«, wird es schnell liebgewinnen.

So' Ham

»So' Ham« bedeutet wörtlich »Er ist ich« oder »Ich bin das«. Es ist ein aus der alten indischen Philosophie stammendes Mantra, das uns an unsere wahre Natur erinnern möchte: Ich bin das, was durch mich erfahren wird. Dieses macht das Mantra zum einen sehr machtvoll, außerdem ist So' Ham der Klang unseres Atems – mit jedem Einatmen wiederholen wir »So«, und mit jedem Ausatmen »Ham«.

Lokah Samastah Sukhino Bhavantu

Dieses Mantra für Frieden, Harmonie und Glück bedeutet übersetzt so viel wie »Mögen alle Wesen in allen Welten glücklich sein«. Es soll uns daran erinnern, dass wir alle verbunden sind und selbst nur Glück erfahren können, wenn wir unser Herz öffnen und gegenüber anderen Menschen Wohlwollen und Liebe zeigen. Traditionell wird das Mantra zum Ende der Yogastunde rezitiert, um positive Schwingungen und harmonische Energien für den Weltfrieden freizusetzen.

Kundalini Mantra: Long Time Sun

Beinahe jede Yogastunde im Kundalini endet mit dem englischsprachigen Mantra »Long Time Sun«, das ursprünglich von einer schottischen Hippie-Folk-Band der Sechziger- und Siebzigerjahre stammt. Yogi Bhajan, der Gründer des Kundalini-Yogas, entwickelte daraus die weltweite Tradition, jede Stunde damit zu beenden.

May the long time sun shine upon you
and all love surround you
and the pure light within you
guide your way on
Lass die ewige Sonne auf dich scheinen
Liebe dich umhüllen
und das reine Licht in deinem Innern
dir den Weg weisen.

werden kann, darf und soll. Schalldichte Wände, tief im Wald oder eben »allein zu Haus« sind nicht schlecht. Wenn gerade eine unglaubliche Wut in dir brodelt, sind auch Kissen hilfreich, mit denen du um dich schlagen und in die du hineinboxen kannst.

Wähle ein paar Gefühle (nicht nur das, das dich derzeit beherrscht) – am besten die Gefühle, die häufig anwesend sind – und gehe dann so richtig in das jeweilige Gefühl hinein. Bringe es mindestens drei bis fünf Minuten lang zum Ausdruck – denke nicht nach, lasse es auf die Art rauskommen, auf die es eben rauskommen (sich zeigen) möchte!

Sei selbst die Wut, die Angst, der Ärger, die Eifersucht, die Traurigkeit. Bewege dich so, wie sich das Gefühl eben bewegen möchte, gib Laute von dir, lasse dich – so gut es eben geht – auf das Gefühl ein. Lasse es einfach intuitiv da sein – gib ihm den Raum, den es braucht!

Nach einer Weile (gerne einfach einen Wecker stellen) lässt du das Gefühl allmählich wieder los, hältst kurz inne und nimmst dir dann das nächste Gefühl vor und lebst es wieder entsprechend aus.

Schließe die Übung unbedingt mit einem positiven Gefühl wie Freude, Glückseligkeit oder Liebe ab. Wenn du magst, dann lege oder setze dich im Anschluss für eine paar Minuten hin und genieße die wundervolle Leere.

Flow: Die acht Bewegungsrichtungen der Wirbelsäule

Diese Übungsabfolge mobilisiert deine Wirbelsäule sanft und ausgewogen und ist zudem rücken- und knieschonend. Die Sequenz sollte mindestens viermal wiederholt werden, wobei du die Seiten abwechselst. Ausgangs- und Endhaltung ist die Bergposition mit Namasté.

1 Armstreckung (Seite 60)
2 Seitneige (Seite 62) rechts
3 Armstreckung (Seite 60)
4 Seitneige (Seite 62) links
5 Armstreckung (Seite 60)
6 Leichte Rückbeuge
7 Kaktusarme (Seite 51)
8 Drehung Kaktusarme rechts (Seite 67)
9 Zurück zur Mitte
10 Drehung Kaktusarme links (Seite 67)
11 Zurück zur Mitte
12 Vorbeuge mit Öffnung rechts (Seite 61)
13 Vorbeuge mit Öffnung links (Seite 61)
14 Halbe Vorbeuge (Seite 62)
15 Alternativ: Stuhlposition (Seite 62)
16 Vorbeuge (Seite 80)
17 Bergposition (Seite 60)

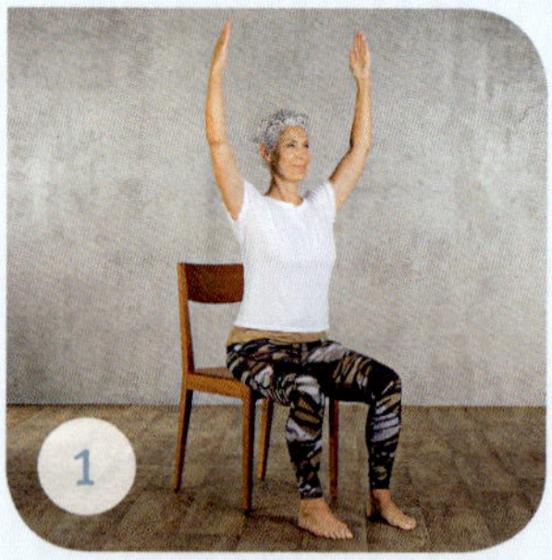

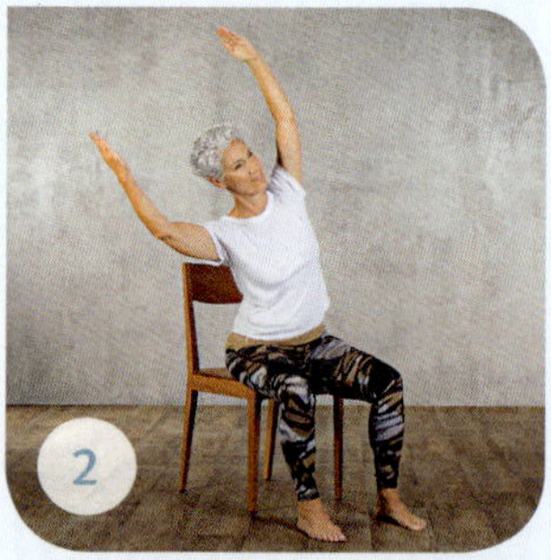

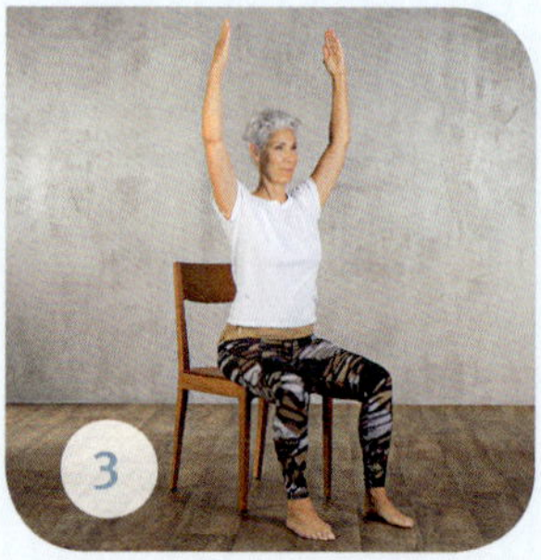

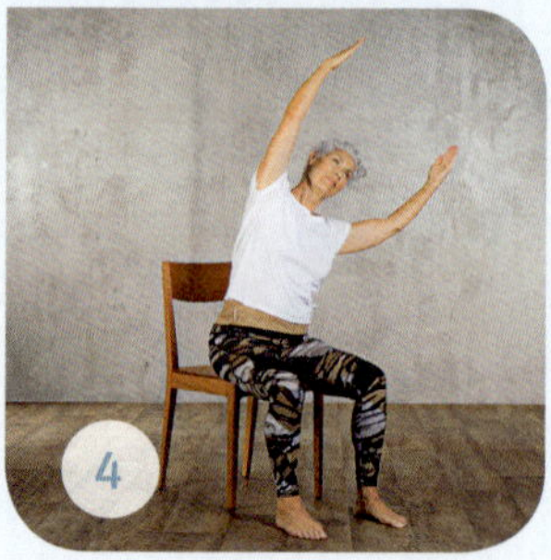

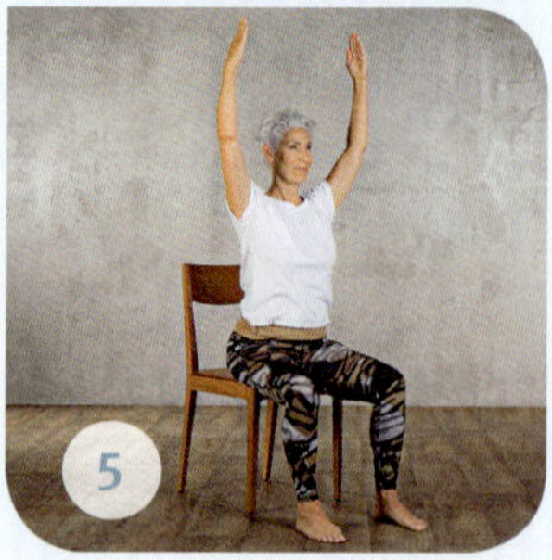

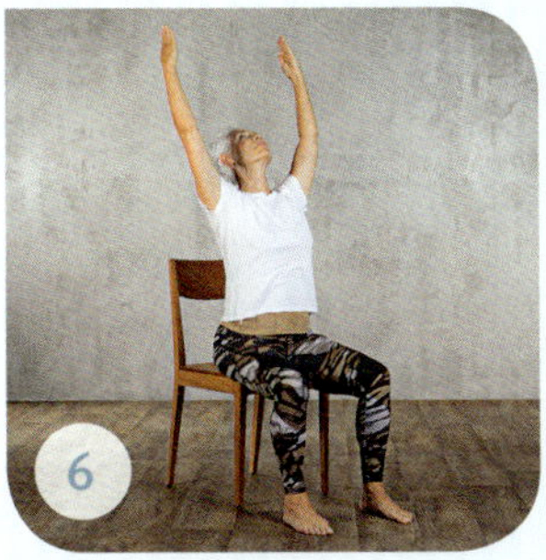
6

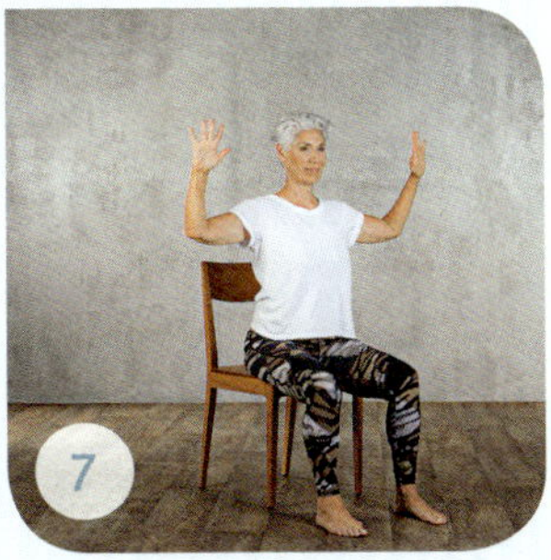
7

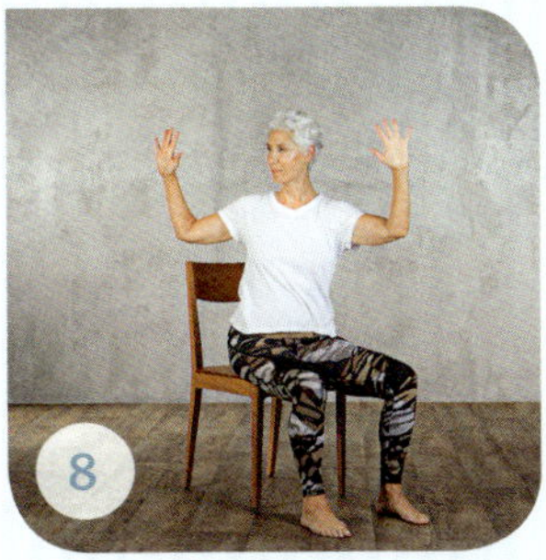
8

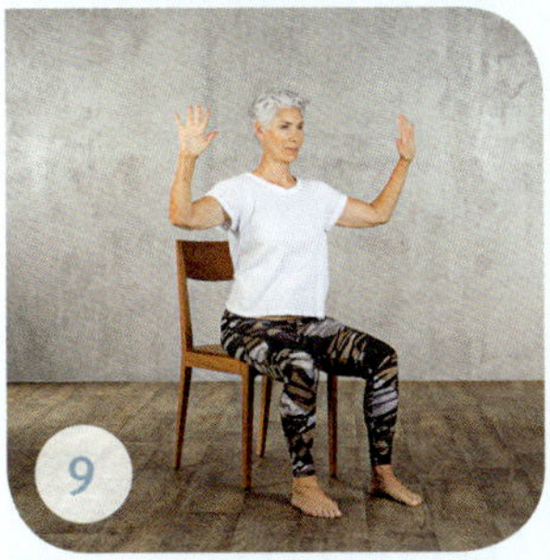
9

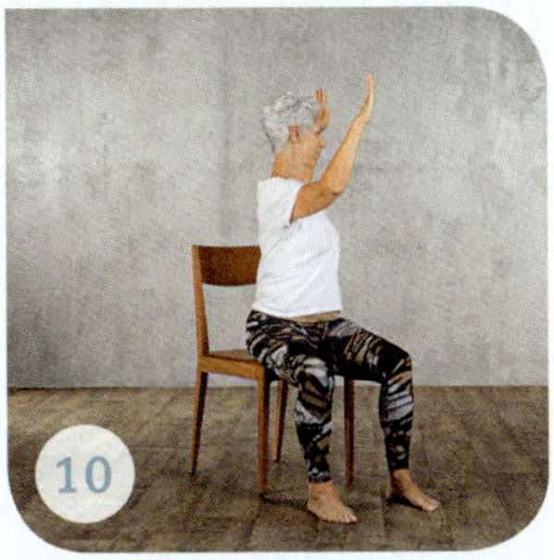
10

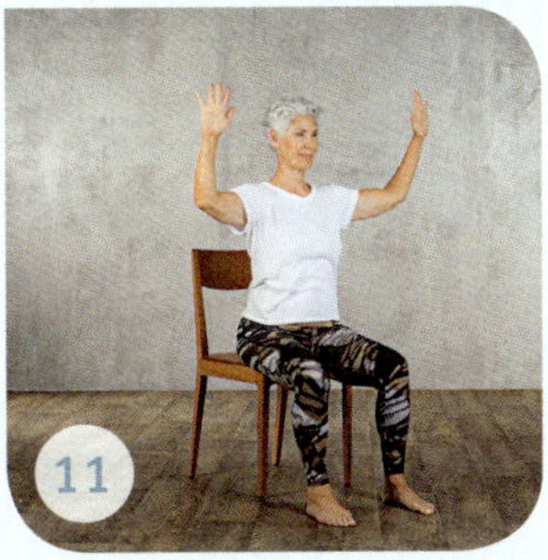
11

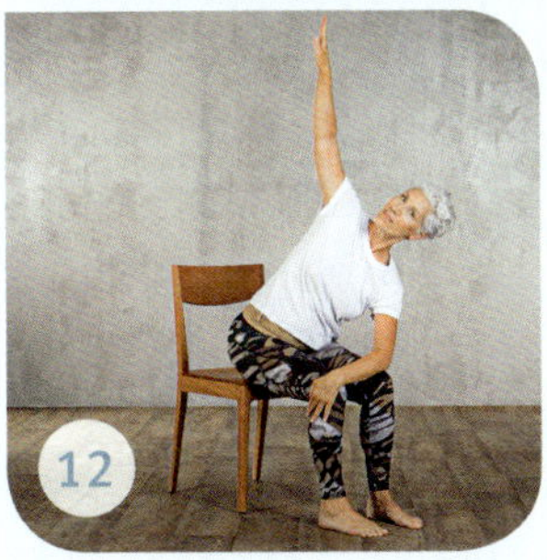
12

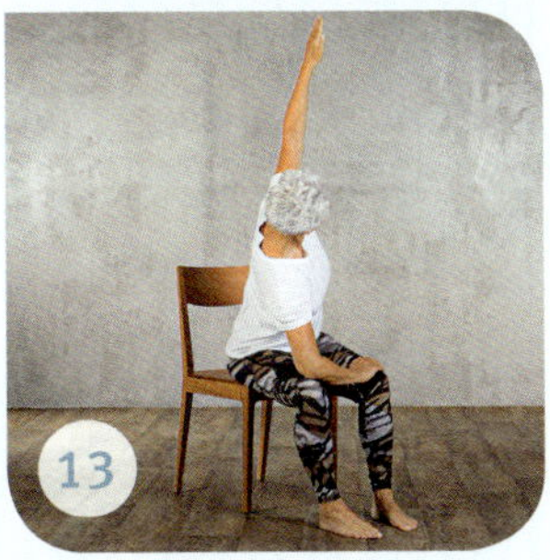
13

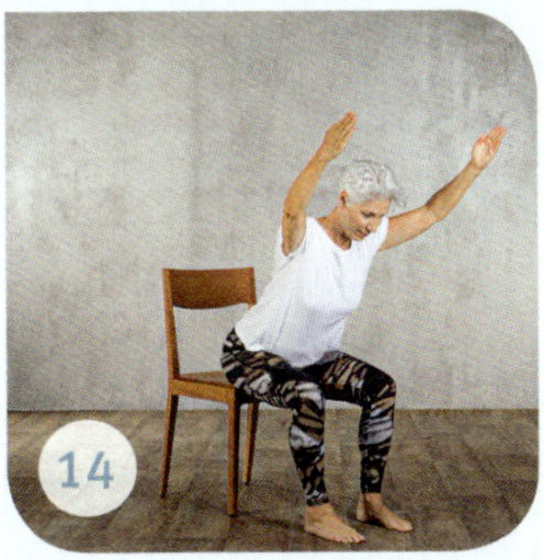
14

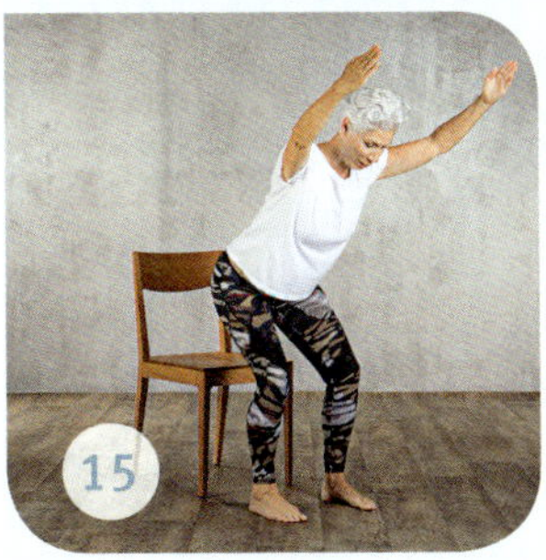
15

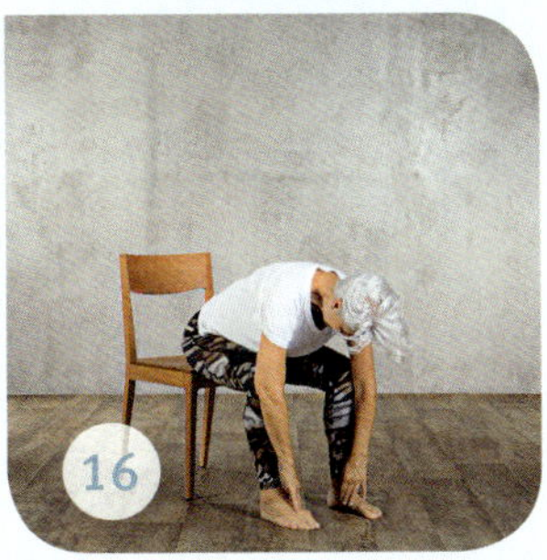
16

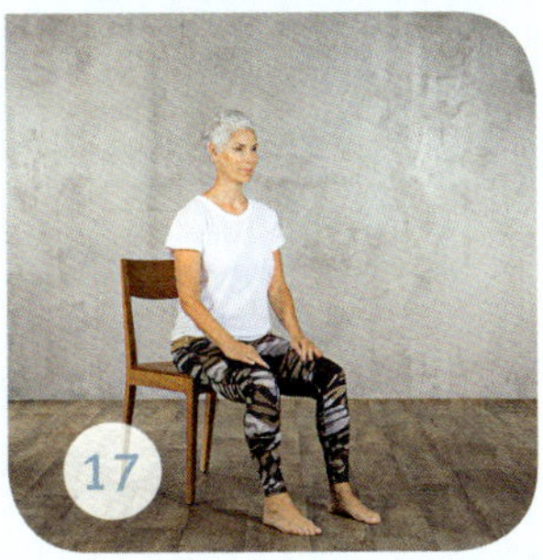
17

Flow: Mondgruß

Der Mondgruß ist eine dynamische Übungsfolge für innere Ruhe und zur Steigerung von Kreativität und Intuition. Übst du ihn abends und den Sonnengruß morgens, bilden beide Yoga-Grüße eine Einheit und ergänzen sich in ihrer Gegensätzlichkeit. Ausgangs- und Endhaltung ist die Bergposition mit Namasté.

1 Armstreckung (Seite 60)
2 Seitneige rechts (Seite 62)
3 Armstreckung (Seite 60)
4 Seitneige links (Seite 62)
5 Göttin (Seite 35)
6 Stern (Seite 35)
7 Dreieck rechts (Seite 104)
8 Sitzende Pyramide (Seite 106) rechts
9 Göttin mit Namasté (Seite 35)
10 Sitzende Pyramide (Seite 106) links
11 Dreieck links (Seite 104)
12 Stern (Seite 35)
13 Göttin (Seite 35)
14 Seitneige (Seite 62) links
15 Armstreckung (Seite 60)
16 Seitneige (Seite 62) rechts
17 Armstreckung (Seite 60)
18 Bergposition (Seite 60)

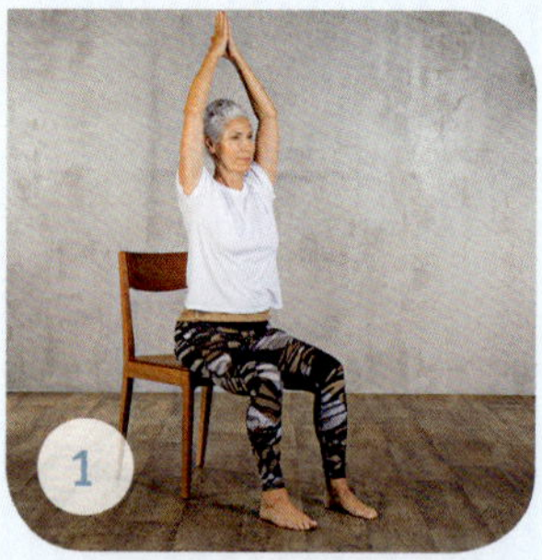

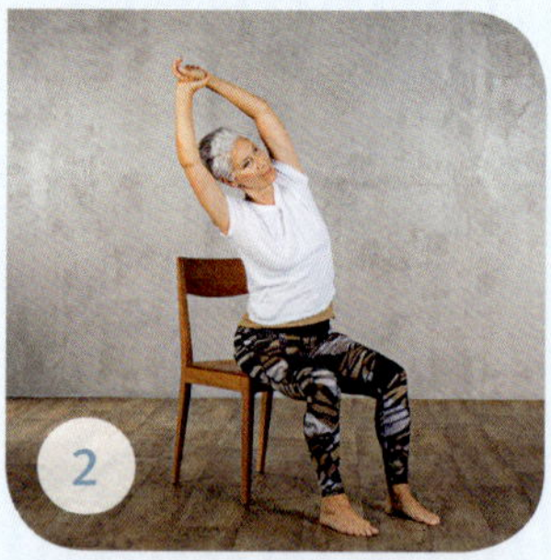

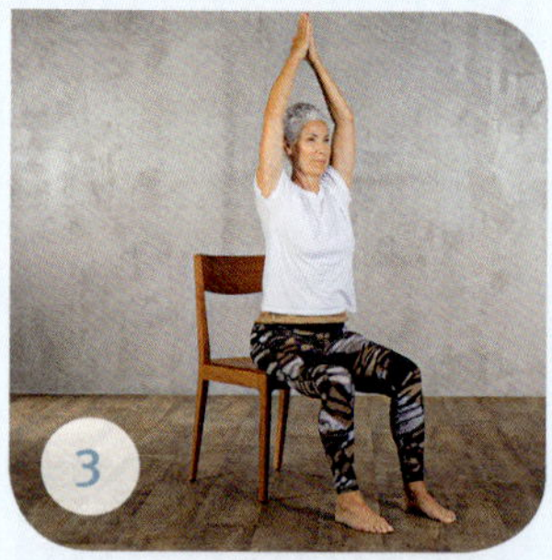

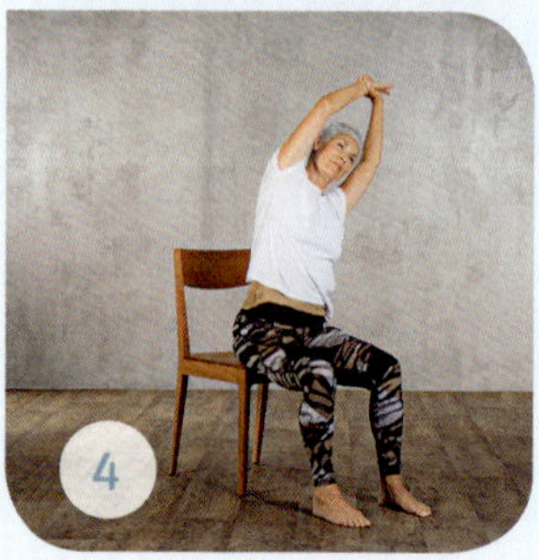

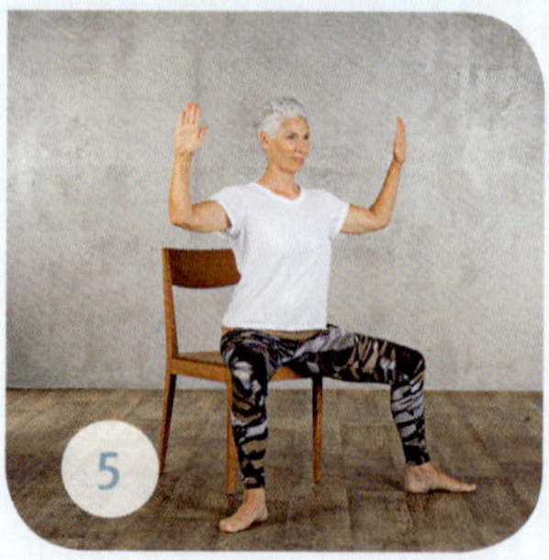

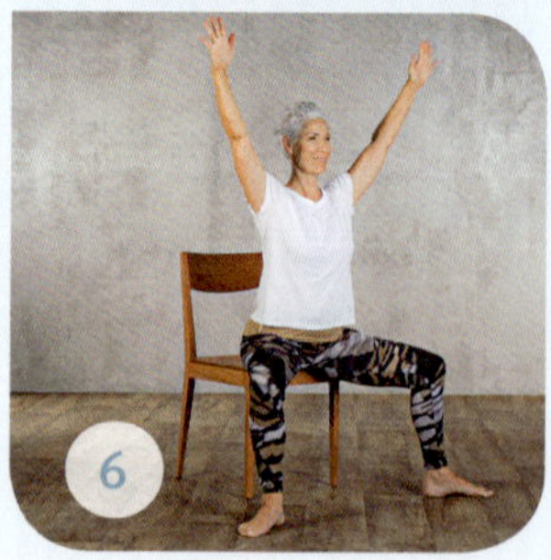

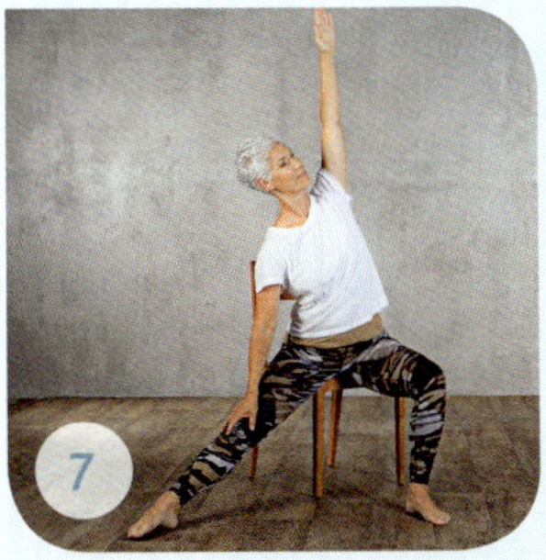
7

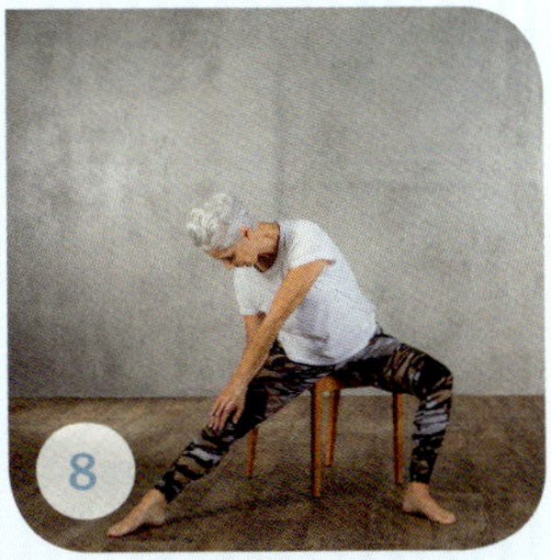
8

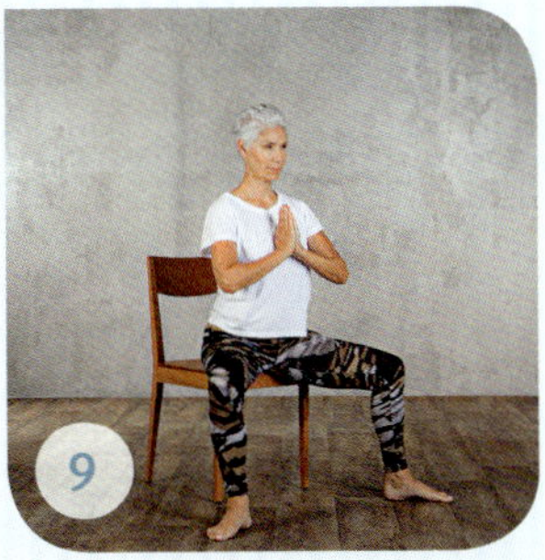
9

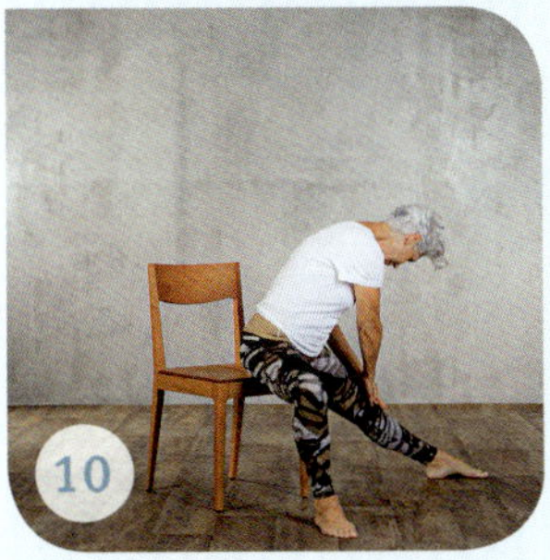
10

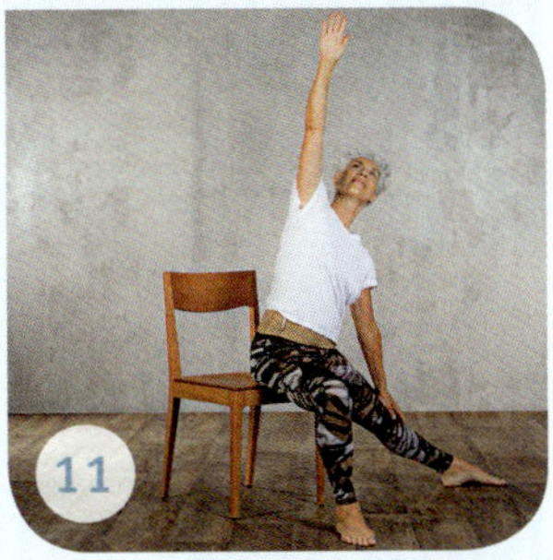
11

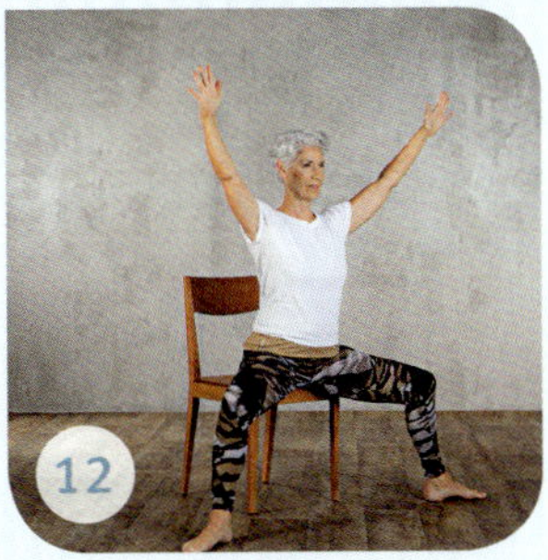
12

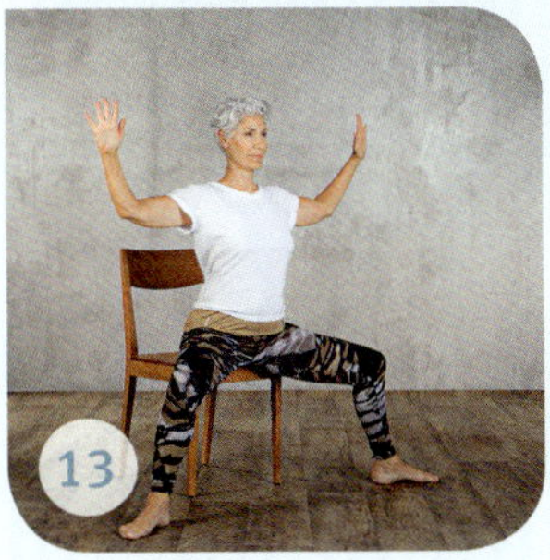
13

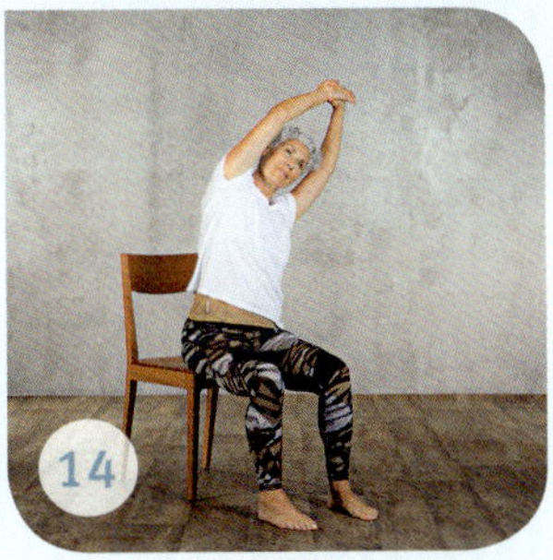
14

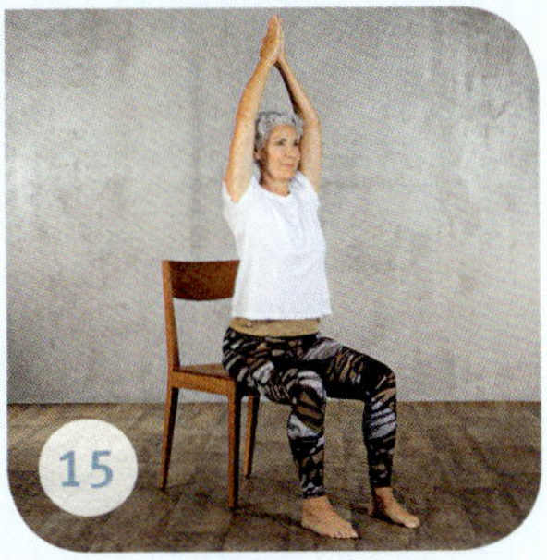
15

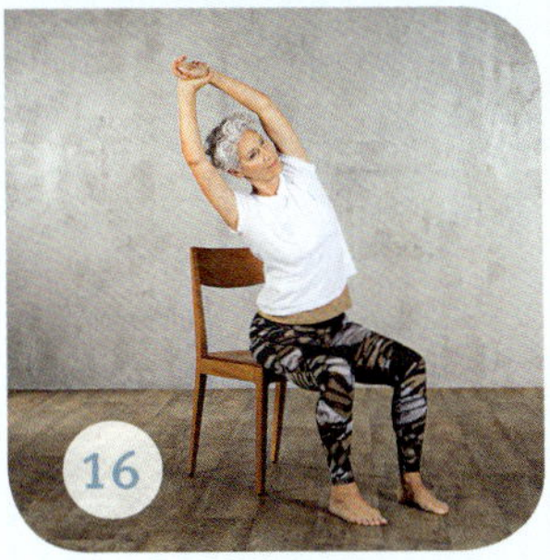
16

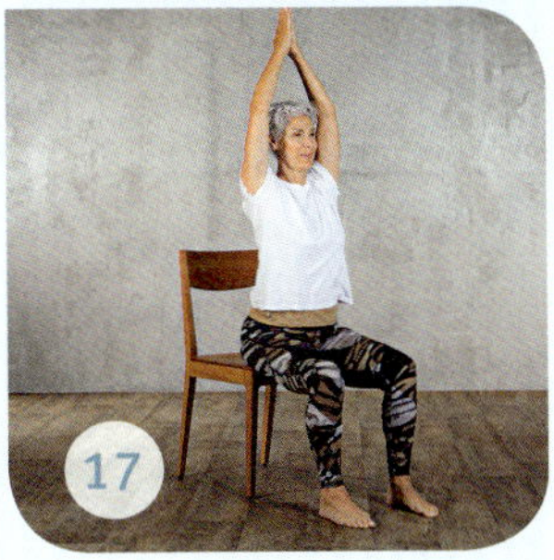
17

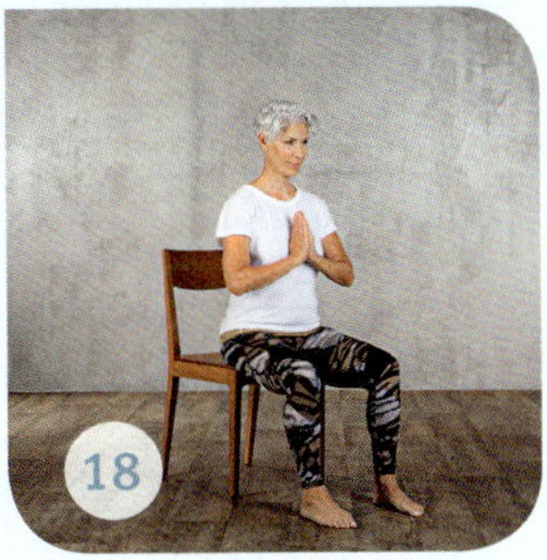
18

Flow: Tanzender Krieger

Der Flow durch die verschiedenen Krieger macht nicht nur Spaß, er dehnt dich wunderbar zu allen Seiten und stärkt das Selbstvertrauen. Versuche wirklich mal, durch die Positionen zu tanzen; der Atem ist dabei der führende Partner, die Bewegung folgt. Let's dance! Ausgangs- und Endhaltung ist die Bergposition mit Namasté

1 Armstreckung (Seite 60)
2 Stern (Seite 35)
3 Einfacher Krieger II (Seite 102) rechts
4 Einfacher friedvoller Krieger (Seite 103)
5 Einfacher Krieger II rechts (Seite 102)
6 Einfacher Winkel seitlich (Seite 103)
7 Stern (Seite 35)
8 Bergposition mit Namasté (Seite 60)
9 Stern (Seite 35)
10 Einfacher Krieger II links (Seite 102)
11 Einfacher friedvoller Krieger (Seite 103)
12 Einfacher Krieger II links (Seite 102)
13 Einfacher Winkel seitlich (Seite 103)
14 Stern (Seite 35)
15 Armstreckung (Seite 60)
16 Bergposition (Seite 60)

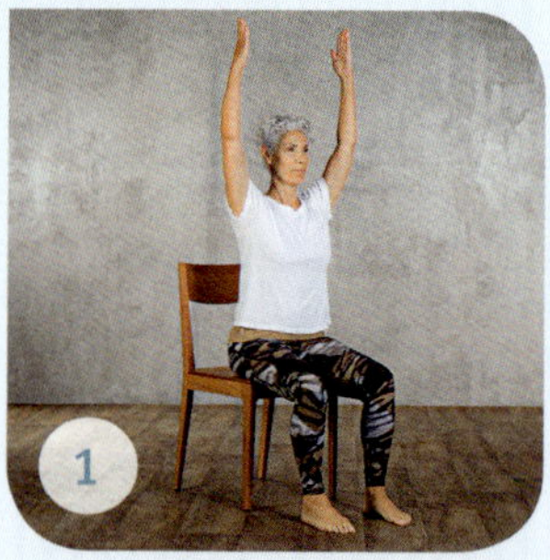

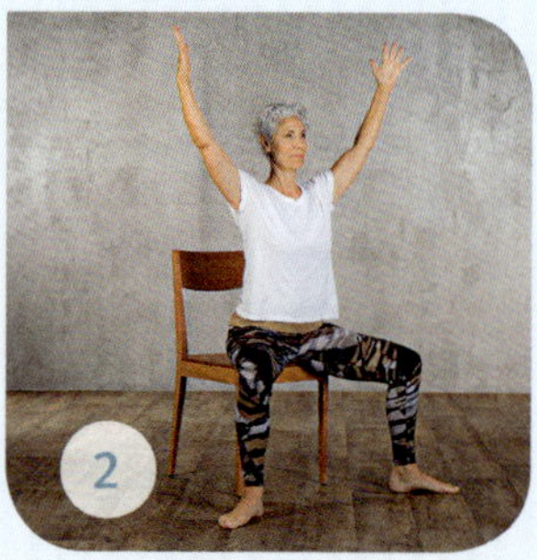

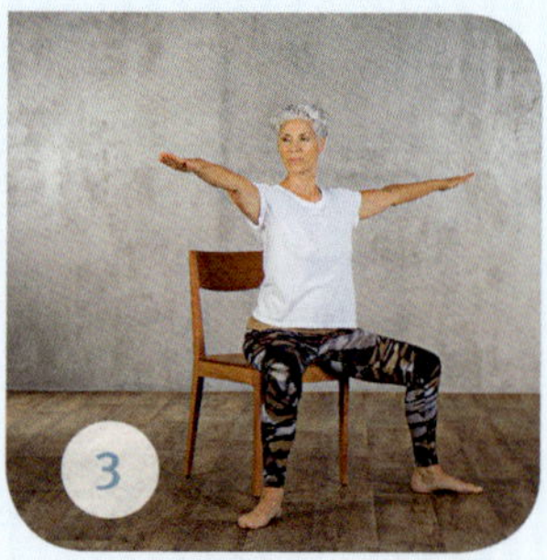

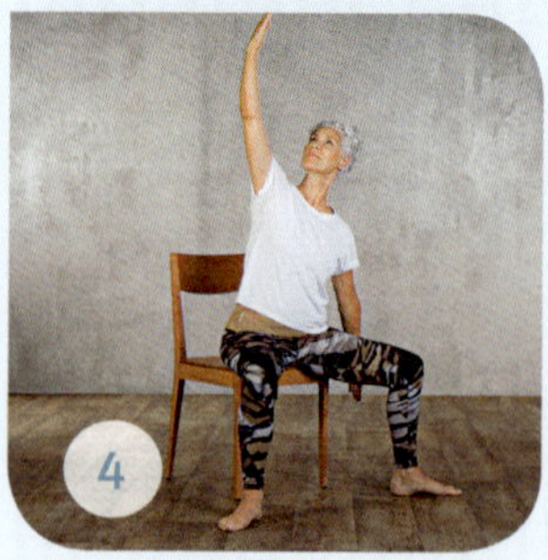

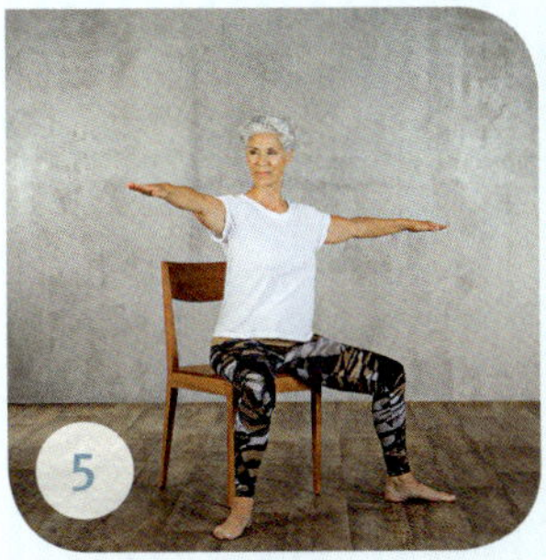
5

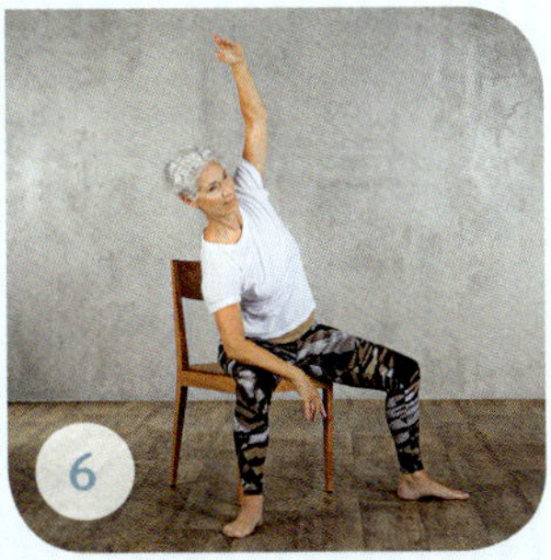
6

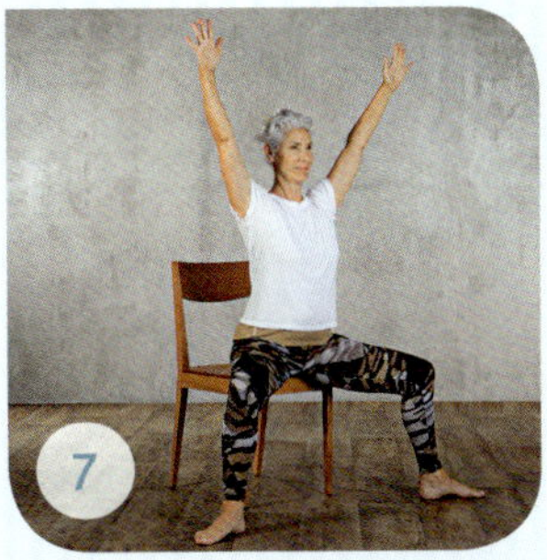
7

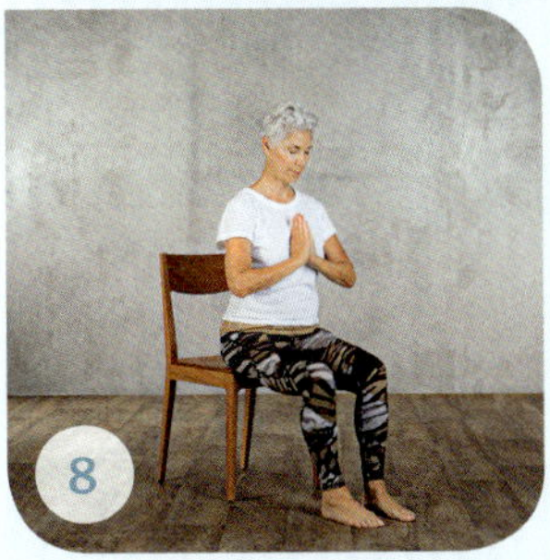
8

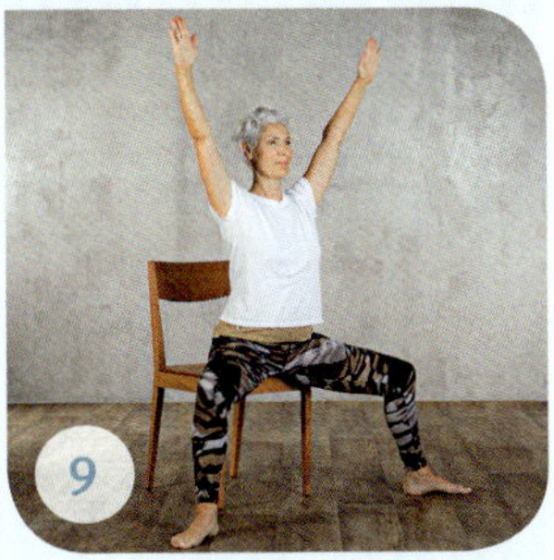
9

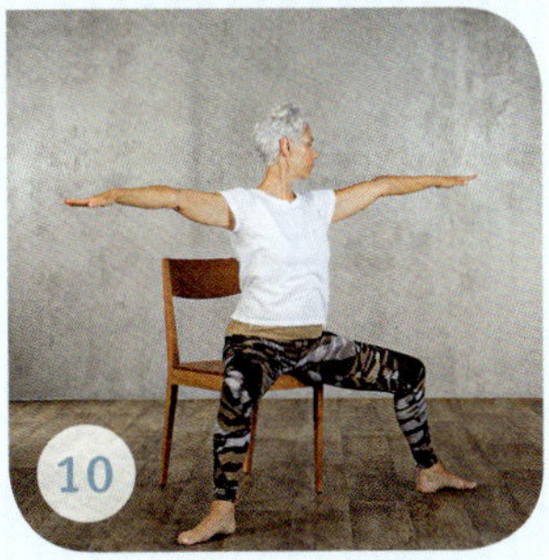
10

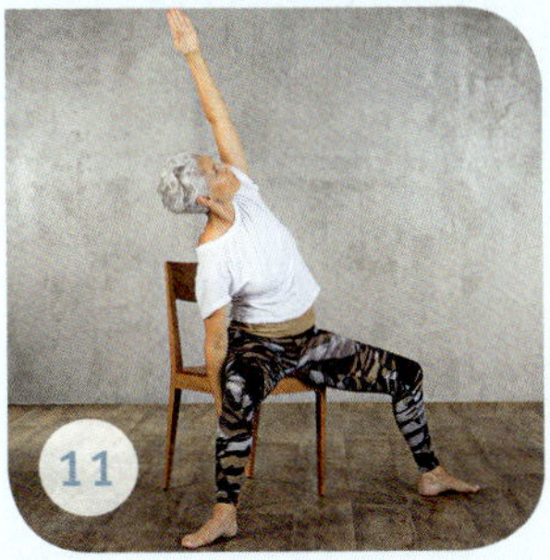
11

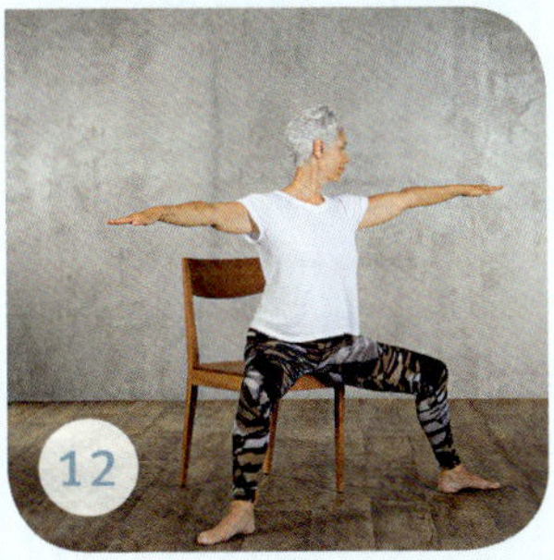
12

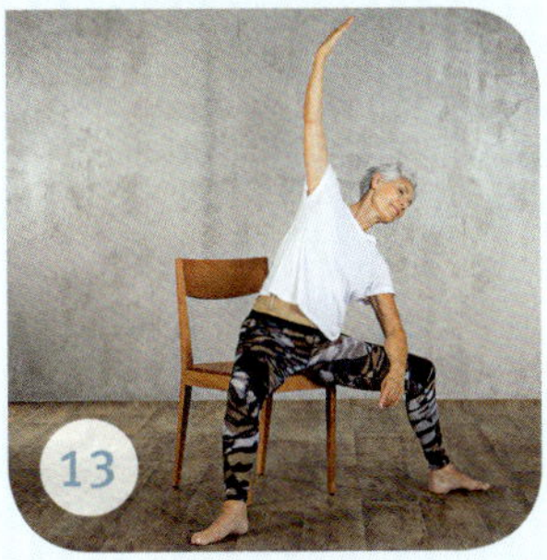
13

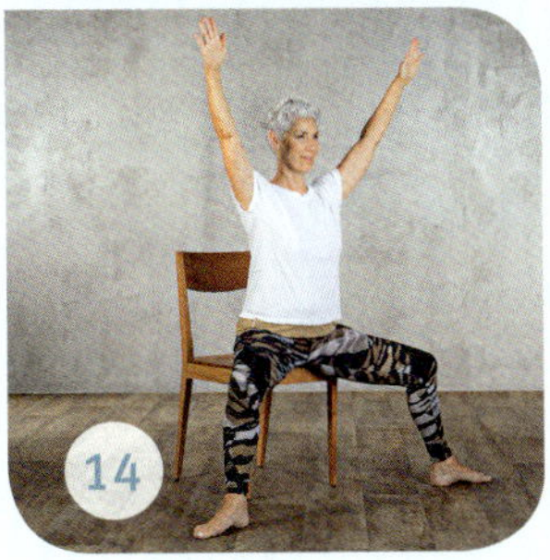
14

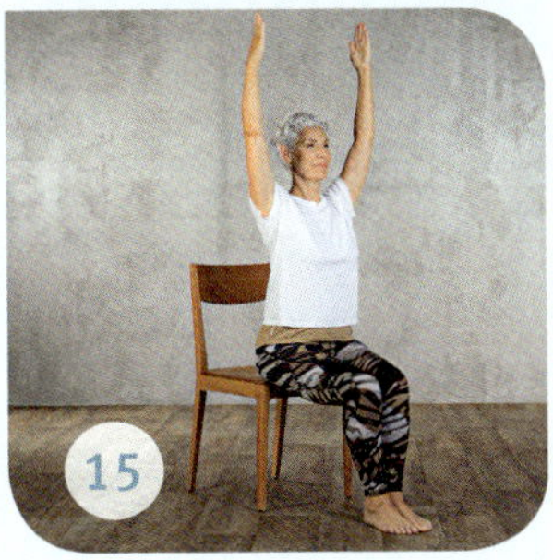
15

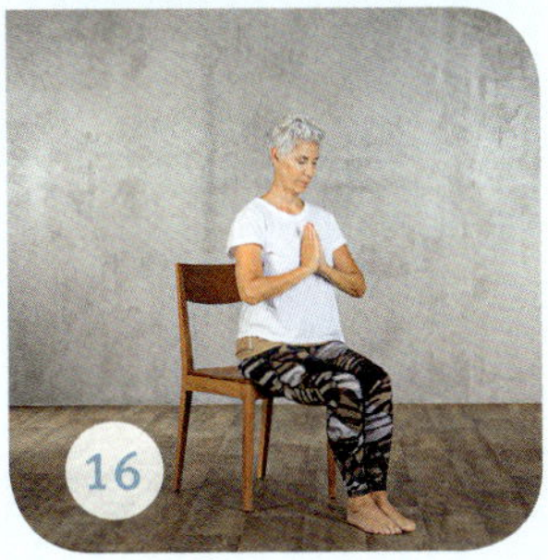
16

Entwickle deine Yogapraxis

Wir sind am Ende – jetzt ist es an dir, Yoga zum Teil deines Alltags zu machen!

»Es gibt nichts Gutes, außer man tut es«, lautet ein auf Erich Kästner zurückgehendes Sprichwort und genauso ist es auch im Yoga. Um die positiven Effekte des Yoga zu spüren, musst du es praktizieren. Probiere aus, spüre und folge deiner Intuition.

Dabei ist es vollkommen egal, wie du Yoga auf dem Stuhl praktizierst: Ob du es bevorzugst, die Positionen wie im Hatha- oder Yin-Yoga länger zu halten, oder ob dir der fließende Stil mehr liegt. Oft hängt es auch von der Tagesform ab.

Ich empfehle dir, eine Sadhana zu entwickeln, eine Übungspraxis, die du fest in deinen Alltag einbaust.

Oft wird Yoga schon als »to go« angeboten, aber wirklich tief eintauchen kannst du nur, wenn du dir Zeit für die Praxis nimmst. Mein Tipp ist, eine kleine feste Routine – am besten täglich zur selben Zeit – zu etablieren. 15 bis 20 Minuten am Tag sollte jeder haben. Eine solche Routine bietet sich morgens an. Eine kleine Meditation, eine Atemübung, ein paar wohltuende Yogaübungen und eine positive Einstellung können Wunder bewirken. Oder du planst dir die Yogapraxis als festes Mittagspausenprogramm ein.

Wenn du dann noch ein- oder bestenfalls zwei- oder mehrmals die Woche eine längere Praxis (in einer Gruppe) absolvierst, wirst du sehr schnell den Wert von Yoga erfahren und nicht mehr missen wollen.

Ich hoffe, ich konnte dir ein paar schöne Anregungen mit auf den Weg geben und dir Appetit auf Yoga machen. Schaue dich auf dem Yoga-Buffet um. Es liegt an dir zu probieren, was davon dir schmeckt!

Ich wünsche dir dabei ganz viel Genuss und Freude.

Namasté!
Kerstin Klimenta

Stichwortverzeichnis

Bibliografische Information der Deutschen Nationalbibliothek
Die Deutsche Nationalbibliothek verzeichnet diese Publikation in der Deutschen Nationalbibliografie; detaillierte bibliografische Daten sind im Internet über http://dnb.d-nb.de abrufbar.

Programmplanung: Celestina Filbrandt
Redaktion: Julia Jochim
Bildredaktion: Christoph Frick

Umschlaggestaltung und Layout:
CYCLUS · Visuelle Kommunikation, Stuttgart

Bildnachweis:
Umschlagfoto und Bild S. 3, Autorenfoto und Fotos im Innenteil: Simone Schneider, Stuttgart
Die abgebildeten Personen haben in keiner Weise etwas mit der Krankheit zu tun.

1. Auflage 2020

www.trias-verlag.de

Printed in Germany

Satz und Repro: Fotosatz Buck, Kumhausen
Gesetzt in Adobe Indesign CS6
Druck: AZ Druck und Datentechnik GmbH, Kempten

Gedruckt auf chlorfrei gebleichtem Papier

ISBN 978-3-432-11233-6 3 4 5 6

Auch erhältlich als E-Book:
eISBN (ePub) 978-3-432-11234-3

Wichtiger Hinweis: Wie jede Wissenschaft ist die Medizin ständigen Entwicklungen unterworfen. Forschung und klinische Erfahrung erweitern unsere Erkenntnisse. Ganz besonders gilt das für die Behandlung und die medikamentöse Therapie. Bei allen in diesem Werk erwähnten Dosierungen oder Applikationen, bei Rezepten und Übungsanleitungen, bei Empfehlungen und Tipps dürfen Sie darauf vertrauen: Autoren, Herausgeber und Verlag haben große Sorgfalt darauf verwandt, dass diese Angaben dem Wissensstand bei Fertigstellung des Werkes entsprechen. Rezepte werden gekocht und ausprobiert. Übungen und Übungsreihen haben sich in der Praxis erfolgreich bewährt.

Eine Garantie kann jedoch nicht übernommen werden. Eine Haftung des Autors, des Verlags oder seiner Beauftragten für Personen-, Sach- oder Vermögensschäden ist ausgeschlossen.

Geschützte Warennamen (Warenzeichen®) werden nicht immer besonders kenntlich gemacht. Aus dem Fehlen eines solchen Hinweises kann also nicht geschlossen werden, dass es sich um einen freien Warennamen handelt.

Wo datenschutzrechtlich erforderlich, wurden die Namen und weitere Daten von Personen redaktionell verändert (Tarnnamen). Dies ist grundsätzlich der Fall bei Patienten, ihren Angehörigen und Freunden, z. T. auch bei weiteren Personen, die z. B. in die Behandlung von Patienten eingebunden sind.

FSC www.fsc.org
MIX
Papier | Fördert gute Waldnutzung
FSC® C008457